看護師特定行為区分別科目研修テキスト

# 透析管理関連

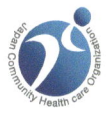

制作：一般社団法人地域医療機能推進学会（JCHS）
監修：独立行政法人地域医療機能推進機構（JCHO）

MC メディカ出版

　独立行政法人地域医療機能推進機構（Japan Community Health care Organization：JCHO）（以下、JCHO）は、公的病院グループとして初めて、特定行為 13 行為 10 区分において、平成 29 年 3 月 29 日付けで厚生労働大臣が指定する研修機関に指定された。

　JCHO では特定の看護分野において、高度な専門知識・技術を習得し、熟練した看護を提供すると同時に、看護職者のケア技術の向上に寄与することのできる優れた看護実践をもって地域医療、地域包括ケアに貢献できる看護師を育成することとした。

　今後、2025 年に向けて、特定行為研修を修了した看護師は、急性期医療や慢性期医療、在宅医療等の各々の場での活躍が期待されており、こうした看護師を養成していくため、指定研修機関及び実習を行う協力施設の確保並びに受講者の確保について、計画的に取組を進めることが期待されている。

　そして、医療計画作成指針の見直しが行われ、特定行為研修についても、地域の実情を踏まえ、看護師が特定行為研修を地域で受講できるよう、指定研修機関および実習を行う協力施設の確保等の研修体制の整備に向けた計画について、実効性のある計画立案が求められている[1]。

　本書は、JCHO が実施する 10 の特定行為区分の学ぶべき事項を基に、学習内容を構成している。臨床現場で働く看護職にとって、実践的な知識をより深く理解できるように、各章に POINT を示した。また、多くの図表やイラスト、画像を掲載し、臨床推論を活用して治療計画を推考できる演習事例も提示することで、特定行為研修における講義・演習・実習などにおいて幅広く活用できる内容とした。

　JCHO の指導者の多大な協力のもと、ご執筆・ご助言いただいたことは、本研修が看護職だけでは成立しない点において、職種を超えた最初の共同作業として研修の在り方への理解を深める観点からも大変意義深く、テキストという形に実を結べたことは喜ばしい限りである。

　これから特定行為研修を受講する多くの看護師の方々には、これまでの看護実践経

験を基盤に、その人らしい生活を送ることを望む患者の意思決定を支え、住み慣れた地域で安心して暮らしていくために必要な看護を実践するための、より高度な実践能力を身につけることを目指してほしい。

　患者の一番近くでそばに寄り添うことができる看護師だからこそ、生活者の視点で病状の変化を観察すること、そして経過や現状のアセスメントをより深く行い、迅速かつ適切なタイミングで特定行為を看護として実施することを目標として、研修に取り組んで頂きたい。そして、本書が、患者のQOLの維持と向上に貢献するための知識と技術の習得の一助となれば幸いである。

　本書が、患者・住民のニーズの多様化に即応し、さらに多様で幅広い活躍ができるよう、各看護師が将来展望を描くための拠りどころとなり、スキル向上とキャリア形成のための基盤として活用されることを願ってやまない。

## JCHO における特定行為研修

　JCHO は、地域医療・地域包括ケアの要として超高齢社会における地域住民の多様なニーズに応え、地域住民の生活を支えることを最大の使命としている。昨今の著しい医療の高度化・専門化に加え、疾病構造や地域社会が変容する中、急激に進む高齢化により地域住民のヘルスケアは多様化し、これまで以上に高い資質を備えた看護専門職者が強く求められている。

　JCHO の 57 の病院は、全国のネットワークとして、高度急性期を担う大規模病院から一般急性期、回復、慢性期を担う中小規模病院および介護老人保健施設、訪問看護ステーション、居宅介護支援事業所など複合的な機能を持つ病院等、多種多様な施設を有している。このように JCHO は、多機能で、かつ高齢者ケアにおける高いポテンシャルを持っている。これらを強みとし、本研修制度を積極的に活用することで、地域医療・地域包括ケアの要となる看護人材を育成し、地域住民の多様なニーズと期待に応え、時代が求める地域包括ケアの推進に看護の力で貢献する方向を見出している。

　JCHO は一般病床に加えて、回復期・慢性期の病床、介護老人保健施設、訪問看護ステーションを有しているため、患者の多様なニーズに応えるためには在宅への早

図 . JCHO 特定行為研修の概要

表 . JCHO 特定行為研修　領域と区分

| ●特定行為区分 | ●領域 | | | | |
|---|---|---|---|---|---|
| | 【糖尿病看護】 | 【透析看護】 | 【感染看護】 | 【創傷ケア】 | 【在宅ケア】 |
| 栄養および水分管理に係る薬剤投与関連 | 必修 | 必修 | 必修 | 必修 | 必修 |
| 創傷管理関連 | 選択 | 選択 | 選択 | 必修 | 必修 |
| 血糖コントロールに係る薬剤投与関連 | 必修 | 選択 | | | 必修 |
| 感染に係る薬剤投与関連 | | | 必修 | 選択 | 選択 |
| 透析管理関連 | 選択 | 必修 | | | |
| ろう孔管理関連 | | | | 選択 | 選択 |
| 創部ドレーン管理関連 | | | | 選択 | |
| 栄養に係るカテーテル管理（中心静脈カテーテル管理）関連 | | | 選択 | | |
| 呼吸器（長期呼吸療法に係るもの）関連 | | | | | 選択 |
| 皮膚損傷に係る薬剤投与関連 | | | | 選択 | |
| | 4 区分 | 4 区分 | 4 区分 | 6 区分 | 6 区分 |

期移行と在宅療養を維持するための支援が重要であり、慢性疾患のコントロールや重症化予防等において高度な看護実践能力を発揮するために必要な特定行為の習得が求められる。

　特定行為研修は、特定行為を身につけるためのものではなく、病態の変化および疾患を包括的にアセスメントする能力や、治療を理解し、安全に医療・看護を提供する能力を身につけるためのものであり、看護を基盤に、さらに医学的知識・技術を強化

することが可能である。特に、JCHO 病院が地域医療の場で、看護師が「治療」と「生活」の両面から、患者の状態に合わせたより迅速な対応ができることを重点的に強化するために、糖尿病看護、透析看護、感染看護、創傷ケア、在宅ケアの 5 領域を設定（**図**）し、関連する 10 の特定行為区分（**表**）を組み合わせて研修を実施している。

2018 年 7 月

一般社団法人 地域医療機能推進学会（JCHS）

独立行政法人 地域医療機能推進機構（JCHO）

**引用・参考文献**

1. 平成 29 年 8 月 18 日付け厚生労働省医政局看護課通知「医療計画における看護師の特定行為研修の体制の整備について」

## 編者・執筆者一覧

### 監修者

| | |
|---|---|
| 内野直樹 | JCHO 本部 総合診療医・病院経営担当理事 |
| 中野　惠 | 前 JCHO 本部 医療・看護・介護・地域包括ケア担当理事 |

### 編者

| | |
|---|---|
| 石山勝也 | JCHO 仙台病院 腎臓疾患臨床研究センター 医師 |

### 執筆者

| | |
|---|---|
| 石山勝也 | JCHO 仙台病院 腎臓疾患臨床研究センター 医師……2章1、4、5、6、演習事例 |
| 枝國節雄 | JCHO 久留米総合病院 統括診療部長……2章2、3 |
| 神倉和見 | JCHO 中京病院 統括診療部 S.M.I センター 臨床工学技士長……1章3（共同執筆） |
| 吉田博明 | JCHO 中京病院 統括診療部 S.M.I センター 主任臨床工学技士……1章3（共同執筆） |
| 鈴木洋一 | JCHO 金沢病院 統括診療部 麻酔科診療部 臨床工学技士……1章1、2 |

### 執筆協力者

| | |
|---|---|
| 大野和美 | JCHO 仙台病院 看護部 看護師長／透析看護認定看護師 |
| 田中いずみ | JCHO 中京病院 看護部 看護師長／透析看護認定看護師 |

看護師特定行為区分別科目研修テキスト

# 透析管理関連

# Contents

**2章 特定行為ごと学ぶべき事項　急性血液浄化療法における血液透析器または血液透析濾過器の操作および管理**

**用語解説**

# 透析管理関連

・医師の指示のもと、手順書により、身体所見（血圧、体重の変化、心電図モニター所見など）、検査結果〔動脈血液ガス分析、血中尿素窒素（BUN）、カリウム値など〕および循環動態などが医師から指示された症状の範囲にあることを確認し、急性血液浄化療法における血液透析器または血液透析濾過装置の操作および管理を行う。

# 1章 特定行為区分に含まれる特定行為に共通して学ぶべき事項

## 到達目標

・多様な臨床場面において当該特定行為を行うための知識、技術および態度の基礎を身につける。

・多様な臨床場面において、医師または歯科医師から手順書による指示を受け、実施の可否の判断、実施および報告の一連の流れを適切に行うための基礎的な実践能力を身につける。

**1** 血液透析器および血液透析濾過器のメカニズムと種類、構造

**2** 血液透析（HD）および血液透析濾過（HDF）の方法の選択と適応

**3** 血液透析器および血液透析濾過器の操作および管理の方法

# 1 血液透析器および血液透析濾過器のメカニズムと種類、構造

## Point ✏

透析器、透析濾過器の構造を把握し、その原理を押さえる。また、構成する材質により人体に及ぼす作用も異なってくるので、特徴を把握する。

## 血液透析器および血液透析濾過器のメカニズム

血液透析器（ヘモダイアライザ）および血液透析濾過器（ヘモダイアフィルタ）はともに血液浄化療法に用いられるものである。血液透析（hemodialysis：HD）に用いられるのが血液透析器であり、血液透析濾過（hemodiafiltration：HDF）に用いられるのが血液透析濾過器である。血液浄化は透析膜を介して血液と透析液の間での物質移動（拡散と濾過）することにより行われる。

### ❶ 拡散

異なる溶液が接していた場合、溶媒中に含まれている溶質に濃度差があると、溶質が濃度の高い方から低い方へと移動する。この現象を拡散と呼ぶ。一方、溶媒である水は溶質と逆方向へ移動する。これを浸透と呼ぶ。これらの移動現象の推進力は溶質の濃度差であり、すなわち拡散・浸透によって移動する量は濃度差に比例し、溶質濃度が均一になるまで続く。

### ❷ 濾過

組成の等しい溶液の間に半透膜を置き、片方に圧力を加える。すると水は半透膜を介してもう片方へ移動する。この現象を濾過と呼ぶ。この水の移動する際、半透膜の細孔を通り抜ける小分子の溶質も移動する。血液浄化療法では特に限外濾過と呼ばれる。血液透析に際しては、主に除水を目的として用いられる。

### ❸ 血液透析の原理

血液透析は血液と透析液の間に半透膜を介在させ、拡散の原理による不要物質の除去、および不足物質の補給を行っている。すなわち血中濃度よりも透析液濃度のほうが低めに調整されていれば、血液から透析液へと溶質の移動が起こる。逆に血中濃度よりも透析液濃度のほうを高めに調整すれば、不足物質を

血液側に補給することが可能となる。

したがって、血液と透析液の間では以下の物質移動が求められる。

・血液中に蓄積している尿毒症の原因物質である小分子量の尿素窒素、尿素、クレアチニンを除去する。さらに、血液アミロイドーシスの原因物質である血液中の**$\beta_2$-ミクログロブリン**（$\beta_2$-microglobulin：$\beta_2$-MG）を除去する。

・血液中のナトリウム、クロール、カリウム、リン酸などを正常化する。

・血液中に不足しているカルシウム、重炭酸などを補給する。

・生体に必要な蛋白質や血液中の赤血球などの有形成分を除去しない。一方、透析液中に存在する有害物質（細菌、ウイルス、発熱物質など）を透析液中に通過させない。そのため、ダイアライザの細孔はこれらの物質よりも小さくする必要がある。

・限外濾過により過剰な水分の除去を行う。

## 透析器（ダイアライザ）の構造・形状について

ダイアライザの形状にはコイル型、積層型、中空糸型がある。

### ❶ コイル型

充填血液容量が大きく、リークの問題もあるため現在、市販・使用されていない。

### ❷ 積層型

平板（平膜）状の透析膜（半透膜）を 40 〜 60 程度の層状に配置し、それをプラスチックのプレートで挟んだ構造をしている。透析液はその隙間に流れる。

### ❸ 中空糸型

内径 200 $\mu$m、膜厚が 10 〜 50 $\mu$m の中空糸（半透膜）を約 1 万本束ね、両端をポリウレタン樹脂で固定し、それを円筒形プラスチック容器（ハウジング）に詰めた構造となっている（**図 1**）。中空糸の管状構造側面には細孔（ポア）があり、この細孔を通して物質の移動が行われる。中空糸の内部（内側）を血液が流れ、透析液はそれと逆方向に中空糸の外側を流れている（向流）。特徴としては、単位容積当たりの膜面積が非常に大きく、血液の充填量を少なくできる。現在では中空糸型がおよそ 98％と最も多く使用されている。**図 2** に中空糸の模式構造を示す。

中空糸型ダイアライザ仕様は以下のとおりである。

・細孔（ポア）の直径：平均径 40Å（0.004 $\mu$m）

- 中空糸内径：200μm
- 中空糸膜厚：10～50μm
- 中空糸本数：1万本前後
- 有効長　　：10～30cm 程度
- 膜面積　　：0.5～2.2m²
- 血液充填量：膜面積により異なる。1.0m² では 50～80mL、2.0m² では 130～140mL
- 耐圧　　　：500mmHg

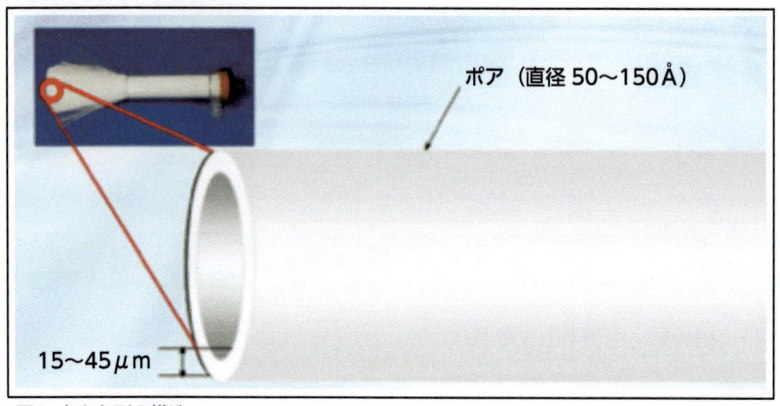

ポア（直径 50～150Å）

15～45μm

図1. 中空糸型の構造

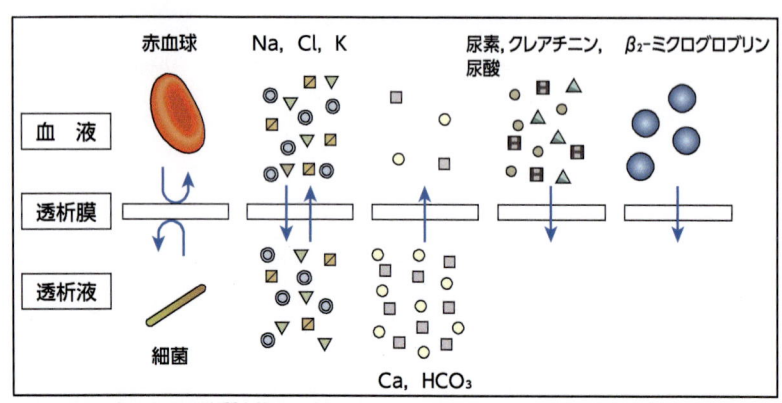

図2. HDに求められる物質交換と分離
厚生省健康政策局. 臨床工学技士指定講習会テキスト 改訂第2版. 東京, 金原書店, 1990.

　ダイアライザの選択に際しては患者の体重、透析時間と回数、血液の生化学データ、尿毒症の程度などにより決定する。低体重患者は小さな膜面積を選択し、体重に応じて膜面積を上げていく。しかし、透析導入時（初回透析時）は不均衡症候群を防ぐためにも、最初はより小さな膜面積のダイアライザを選択し、安定期に入ったら適宜大きな膜面積に代え、透析効率を高める。さらに、透析時に血圧低下の傾向がみられる患者では、血液充填量の小さなダイアライザを使用する。また、尿毒症症状が改善しない場合は、より大きな膜面積を使用し、透析時間・回数を増やす。

血液透析における血液と透析液の流れには、同じ向きに流れる並流と逆向きに流れる向流がある。並流では、血液と透析液がともに同じ方向へと流れているため、その濃度差はダイアライザ入口で一番大きく、後ろへ流れていくにしたがってその濃度差は徐々に小さくなり、いわゆる溶質除去効率が低下する。一方、向流では血液と透析液が逆向きに流れているため、血液が流れるに従い透析液は新しくなり、拡散により透析液へと移動した溶質は血液の後ろへと流れていく（**図3**）。したがって、血液と透析液の濃度差が保たれ、溶質除去効率は並流と比べて高い。

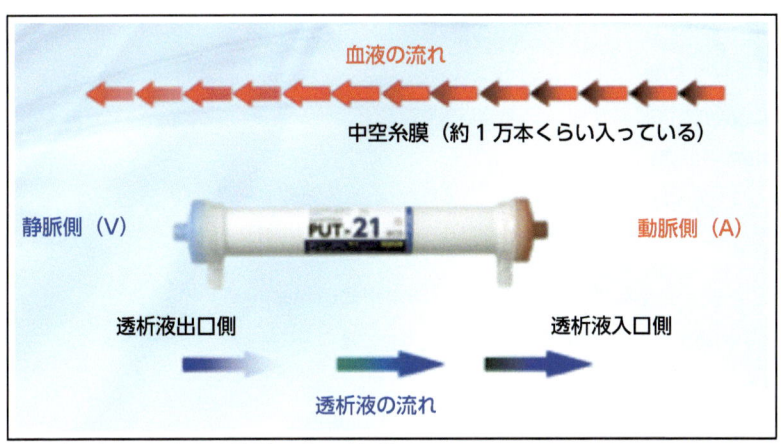

図3. 中空糸型での血流と透析液の流れ（向流）

## 血液浄化膜の種類

血液透析器として必要な条件には、以下の項目があげられる。

・透析効率がよい。

・毒性がない。

・生体適合性が高い。

・材質が均一であり、物理的に十分な強度、弾性がある。

・物質の吸着、放出がなく、化学的に安定している。

・大量生産が可能であり、安価である。

　これらの条件を満たす透析器（ダイアライザ）が各メーカーから発売されている。大別するとセルロース系膜と合成高分子膜に分けられる。

### 1 セルロース系膜

植物繊維を用いた膜で、わが国ではセルローストリアセテート（cellulose triacetate：CTA）のみが製造・販売されている。従来のセルロース系膜と比較すると生体適合性がよく、平均細孔半径と開孔率をコントロールすることにより従来のセルロース系膜より低分子領域蛋白の除去率を上げている。内分泌攪乱物質であるビスフェノールA（bisphenol A：BPA）や透析中低血圧の誘

因の可能性があるポリビニルピロリドン（polyvinylpyrrolidone：PVP）は含まれていない。

## ② 合成高分子膜（合成ポリマー膜）

　石油系原料から作製された膜の総称である。セルロース系膜に比べ、生体適合性に優れ、低分子量蛋白物質除去に優れている。下記の膜に大別される。

### 1. PAN膜（ポリアクリロニトリル膜）

　疎水性のアクリロニトリルに親水性ビニルモノマーを共重合させたもの。BPAやPVPを含まない。積層型透析器に用いられている。

### 2. PMMA膜（ポリメチルメタクリレート膜）

　蛋白質吸着特性に優れ、$\beta_2$-MGの除去は吸着が主体である。

### 3. EVAL膜（エチレンビニルアルコール膜）

　血小板、凝固系への影響が少なく、抗血栓性に優れている。

### 4. PS膜（ポリスルフォン膜）

　疎水性のポリスルフォンにPVPを配合して親水性にしている。非対称構造をもつ膜で、小分子物質から高分子物質までの除去が可能。安定性、生体適合性に優れているため、多くのメーカーが製造している。

### 5. PEPA膜（ポリエステル系ポリマーアロイ膜）

　ポリアリレートとポリエーテルスルフォンの合成膜で、3層構造を有する。透析液側の外表面はエンドトキシンの透過を阻止するため、エンドトキシン捕捉フィルタとしても利用されている。

### 6. PA膜（ポリアミド膜）

　特徴的な膜構造で、膜厚が50μmもありながら非常に高い溶質透過性を有する。膜表面は疎水性と親水性の物質からつくられているため、生体適合性に優れている。

### 7. PES膜（ポリエーテルスルフォン膜）

　PS膜に似た構造をもつ。耐熱性、機械的強度、親水性の面でPSより優れている。

# 2 血液透析（HD）および血液透析濾過（HDF）の方法の選択と適応

## Point ✏

血液浄化療法が必要な患者の病態に応じて、HD あるいは HDF が選択される。これらの腎代替療法が患者の生命予後に及ぼす影響や予想される合併症、患者の経済的負担などについても患者本人および家族に十分に説明がなされる必要があるのは言うまでもなく、また患者の権利として血液浄化療法を受けないという選択肢もあることを呈示する必要がある。本稿では、両者の特徴と適応について述べる。

## 血液透析（HD）

HD は血液と透析液の間に半透膜を介在させ、拡散の原理による不要物質の除去、および不足物質の補給を行っている。このため、尿毒症物質である尿素、尿酸、クレアチニン、無機リンなどの小分子量物質の除去能に優れる。一方、中分子量物質や、炎症性メディエータなど低分子量蛋白質の除去能が劣る。しかし、近年はダイアライザの改良に伴い低分子量蛋白の除去効率が向上している。急性腎障害（acute kidney injury：AKI）および末期慢性腎不全が適応病態となる。

近年、AKI に対して通常の間歇的血液透析（intermittent hemodialysis：IHD）の遂行が困難な場合に、透析液流量を半分程度（200 ～ 300mL/min）に落とし、治療時間を 2 倍程度の 8 ～ 10 時間施行する持続低効率血液透析(sustained low efficiency dialysis：SLED) もしばしば行われる。

## 血液透析濾過（HDF）

HD と血液濾過（hemofiltration：HF）を合わせた治療法である。循環動態が比較的安定する。

拡散現象を原理とする HD と、濾過を原理とする HF の両者を併せ持った治療法である。すなわち通常の HD と比較して小分子量溶質除去のみならず低分子量蛋白も効率よく除去することが可能である。血液濾過補充液（組成は $CH_3COOH^-$ 以外は透析液とほぼ同じ）を置換液として血液中に注入する。バッグに入った置換液を使用するオフライン HDF と、透析液を連続的に精製して置換液を作製し注入するオンライン HDF がある。オフライン HDF は保険適

用上、血液濾過補充液の使用が 8 ～ 10L 程度に制限される。一方オンライン HDF は置換液量の制限はないが、透析液が直接体内へ入っていくため、きわめて厳重な水質管理、透析液管理が必要である[1]。また置換液を注入する位置が血液透析濾過器の前か後かで、前希釈法、後希釈法、前後希釈法に分類する。オフライン HDF は後希釈法が、オンライン HDF は本邦では前希釈法、ヨーロッパでは後希釈法が多く実施されている。

　本邦では、保険適用上は「血液透析によって対処ができない透析アミロイドーシス、透析困難症、緑内障、心包炎、もしくは心不全を合併する患者」が HF の適応とされている。また HDF は「血液透析によって対処できない透析アミロイドーシス、または透析困難症の患者」となっている。

　HDF に期待される臨床効果として

①透析アミロイドーシスの原因物質である $\beta_2$-MG の除去

②炎症性メディエータの除去による炎症改善効果 [2,3]

③血液浄化療法中の血圧低下の予防または低減

④上記効果の結果として生命予後の改善

などがあげられる。

　手術後 AKI や敗血症性 AKI など循環動態が不安定な重症患者には、持続的血液透析濾過（continuous hemodiafiltration：CHDF）が適用されることが多い。

# 3 血液透析器および血液透析濾過器の操作および管理の方法

## Point ✏

集中治療領域において重症病態の必要に応じ、積極的に用いられる血液浄化療法は、血液透析器、血液透析濾過器を使用し、血液の量的・質的異常を浸透・拡散・限外濾過・吸着の原理により是正する。
本稿では、さまざまな原因により血液浄化療法が必要な患者に対し、緊急性の高い血液透析と、数時間〜24時間以上連続して行う持続血液透析濾過（CHDF）の基本的な操作方法と、適切に管理するためのチェック項目、さまざまなトラブルの原因と対処方法について学び、基礎的な実践能力を身につける。

## 血液透析器の操作および管理

### ① 必要物品

・透析用監視装置

・個人用 RO（reverse osmosis ＝ 逆浸透）装置

・人工腎臓用透析液（A原液・B原液）

・血液透析用回路（以下、血液回路）

・ダイアライザ

・洗浄用生理食塩液 1,000mL

・返血用生理食塩液 500mL

・抗凝固薬剤用シリンジ

・**抗凝固薬剤**

・圧モニター用トランスデューサープロテクター

・その他（鉗子、清潔な手袋など）必要量

---

### 📖 用語解説

こうぎょう こ やくざい
抗凝固薬剤とは

HD や HDF などの血液浄化療法において、血液を体外に取り出す体外循環を行うことは必用不可欠であり、体外循環を構成する血液回路、ダイアライザなどの異物と血液との接触は避けることができない。異物と接触した血液は、血小板や血液凝固因子が活性化され、やがて凝固してしまい、体外循環を続けることが困難となる。
抗凝固薬剤とは、血液の凝固反応を阻害し、体外循環を安全に行うために用いる薬剤である。
血液浄化療法において一般的に使用される抗凝固薬剤は以下の4つがある。
①未分画ヘパリン（以下、ヘパリン）
②低分子ヘパリン
③ナファモスタットメシル酸塩
④アルガトロバン （次ページへ続く）

## ①ヘパリン

ヘパリンはウシやブタの腸から抽出・精製される分子量 3,000 ～ 30,000 の物質で、アンチトロンビン Ⅲ（以下，AT Ⅲ）と複合体を形成する。この複合体が血液凝固因子である X a とトロンビン（Ⅱa）と結合することで、血液凝固を阻害し、フィブリン形成を抑制する。
初回に 1,000 ～ 2,000 単位を投与し、以降は 1 時間当たり 500 ～ 1,000 単位を持続投与する。半減期は約 1 ～ 2 時間である。

・ヘパリンの利点・欠点（**表 1**）

ヘパリンは、血小板に対して抑制・刺激作用をもつ。結果として血小板凝集を亢進させて白色血栓を形成し、血小板機能異常や体外循環内凝固亢進を招くとともに、血小板減少症の原因となる。

### 表 1. ヘパリンの利点・欠点

| 利点 | 欠点 |
| --- | --- |
| 強力で安定した抗凝固作用<br>安全域が広く、中和剤（プロタミン）が存在する<br>即効性があり、半減期が比較的短い<br>安価 | 凝固時間の延長による出血の増悪<br>AT Ⅲ欠乏症などには作用が不十分<br>脂質分解作用による脂質代謝異常<br>骨脱灰作用<br>血小板活性化作用<br>陽性荷電の膜や陰イオン交換樹脂への吸着 |

・ヘパリン起因性血小板減少症（HIT）

ヘパリン起因性血小板減少症（heparin-induced thrombocytopenia：HIT）はヘパリンによる軽度の血小板凝集作用の結果、血小板減少が引き起こされると考えられている "Type Ⅰ型" と、一過性に出現するヘパリン依存性自己抗体が血小板を活性化するために血小板減少を引き起こす "Type Ⅱ型" に分類される。
Type Ⅰ型はヘパリン投与 2 ～ 3 日後に 10 ～ 20％の血小板減少が起こるが、臨床症状や血栓の合併症はない。Type Ⅰ型の発生機序は、ヘパリン自体の物理生物的特性であり、一過性の血小板減少である。ヘパリンを中止することなく、血小板数は自然に回復する。これに対して、Type Ⅱ型の特徴はヘパリン使用患者の 0.5 ～ 5％で発症し、投与 5 ～ 14 日後にヘパリンの断続投与を行う限り、血小板減少は進行し、ヘパリン投与前値の 30 ～ 50％以下に減少する。低分子ヘパリンより未分画ヘパリンのほうが発症しやすく、出血ではなく動静脈血栓を合併するため、血液浄化療法中は抗凝固薬剤の変更が必要となる。

・ヘパリンの中和方法

ヘパリンの中和にはプロタミン硫酸塩が使用され、一般的にヘパリン量：プロタミン量を 10：9 で注入する。投与時の注意点として血圧低下を起こす可能性があり、ゆっくりと注入することが肝要である。ヘパリン・プロタミン複合体が数時間後に解離して、ヘパリン作用が出現する "リバウンド現象" による出血傾向の増悪をきたす可能性もある。そのため、現在では、低分子ヘパリンやナファモスタットメシル酸塩の使用が一般化されている。

## ②低分子ヘパリン

ヘパリンをもとにつくられており、基本的構造はヘパリンと同様 AT Ⅲ と複合体を形成し、抗凝固作用を発揮する。しかしヘパリンとは異なり、脂質分解作用が軽度であり、分子量は 4,000 ～ 6,000 と小さく、血液凝固因子 X a と結合するが、トロンビン（Ⅱa）に対する作用は小さいため、出血助長作用は軽度である。そのため、ヘパリンに比べ低分子ヘパリンは血小板活性化作用が弱く、出血傾向のある患者や軽度の出血を有する患者に対して適しているが、抗凝固時間を管理するうえで ACT（activated clotting time、活性化全血凝固時間）測定が行えないため、投与量に注意を要する。半減期は約 2 ～ 3 時間である。

## ③ナファモスタットメシル酸塩

蛋白分解酵素阻害薬であるナファモスタットメシル酸塩はトロンビン、活性型凝固因子に直接作用して血液凝固を抑制する。
血液中での半減期が約 8 分と短く、抗凝固作用が体外循環回路内にほぼ限局されるので、手術時や重症な出血性病変患者に適しており、病態に合わせ 20 ～ 50mg /hr で持続投与する。

## ④アルガトロバン

アルガトロバンはヘパリンと異なり AT Ⅲ の存在を必要とせず、直接トロンビン作用を阻害する。
血液浄化療法において、AT Ⅲ 欠乏状態でヘパリン使用時に、回路あるいはダイアライザの凝固が起こる場合のみに使用が認められる。
血液浄化開始時 10mg を回路内投与、25mg/hr で投与を開始し、凝固時間などを指標に（5 ～

40mg/hr）用量調整を行う。

### 抗凝固薬剤一覧
（こうぎょう こ やくざいいちらん）

4種類のまとめを**表2**に示す。

**表2. 抗凝固薬剤一覧**

|  | ヘパリン | 低分子ヘパリン | ナファモスタットメシル酸塩 | アルガトロバン |
|---|---|---|---|---|
| 分子量（ダルトン） | 3,000～30,000 | 4,000～6,000 | 539 | 530 |
| 作用機序 | ATⅢを介してⅡa, Xaを阻害 | ATⅢを介してXaを阻害 | Ⅱa, Xa, XⅡa, などを直接阻害 | Ⅱaを阻害 |
| 半減期 | 1～2時間 | 2～3時間 | 5～8分 | 30分 |
| 出血の副作用 | ある | 少ない | ない | ある |
| 持続投与量 | 例）500～1,000単位/hr | 例）7.5～10単位/kg/hr | 例）20～40mg/hr | 例）5～40mg/hr |
| モニター法 | ACT、APTT | 抗Xa活性化凝固時間（ソノクロット） | ACT、APTT | APTT |

ACT

内因系凝固を活性化する物質（セライト、カオリンなど）を血液に入れて活性化し、フィブリン形成までに要する時間を測定する方法である。
正常値は90～120秒、血液浄化療法中は病態に合わせて150～200秒前後を目標に抗凝固薬剤の調整を行う。

## ② 透析室のスタンダードプリコーション

透析室は一般の病棟とは異なり、バスキュラーアクセスと血液回路の接続や、採血・投薬などの観血的処置が、1つの空間で複数の患者に行われるという特殊な状態にある。特に重要となるのが手洗いや手袋の使用などによる個人の衛生管理と、透析用監視装置や器具を含む環境の衛生管理である。患者ごとに手洗い・手袋の交換を実施し、血液を取り扱うときはゴーグル・予防衣を着用する。使用済みのダイアライザや血液回路は、残血が漏れないように密閉し、感染性廃棄物として施設で決められた方法にて廃棄する。

## ③ 準備

①個人用RO装置からの給水が使用可能であることを確認する。

②透析用監視装置の排水が可能であることを確認する。

③透析用監視装置を保護接地線付き医用コンセントに接続する。

④主電源を投入し、消毒・洗浄が完了していることを確認する。

⑤透析用監視装置が正常であることを確認し、治療モード「血液透析（HD）」

を選択する。

## ❹ 原液の供給

　医師の指示に合致した人工腎臓用透析液を準備し、A 原液・B 原液それぞれの原液タンクに透析用監視装置の原液ノズルを挿入し、透析液を作製する。作製した透析液が、設定濃度になっていることを確認する。

## ❺ 血液回路の組み立てとプライミング

　現在使用されている一般的な血液回路図を示す（**図4**）。

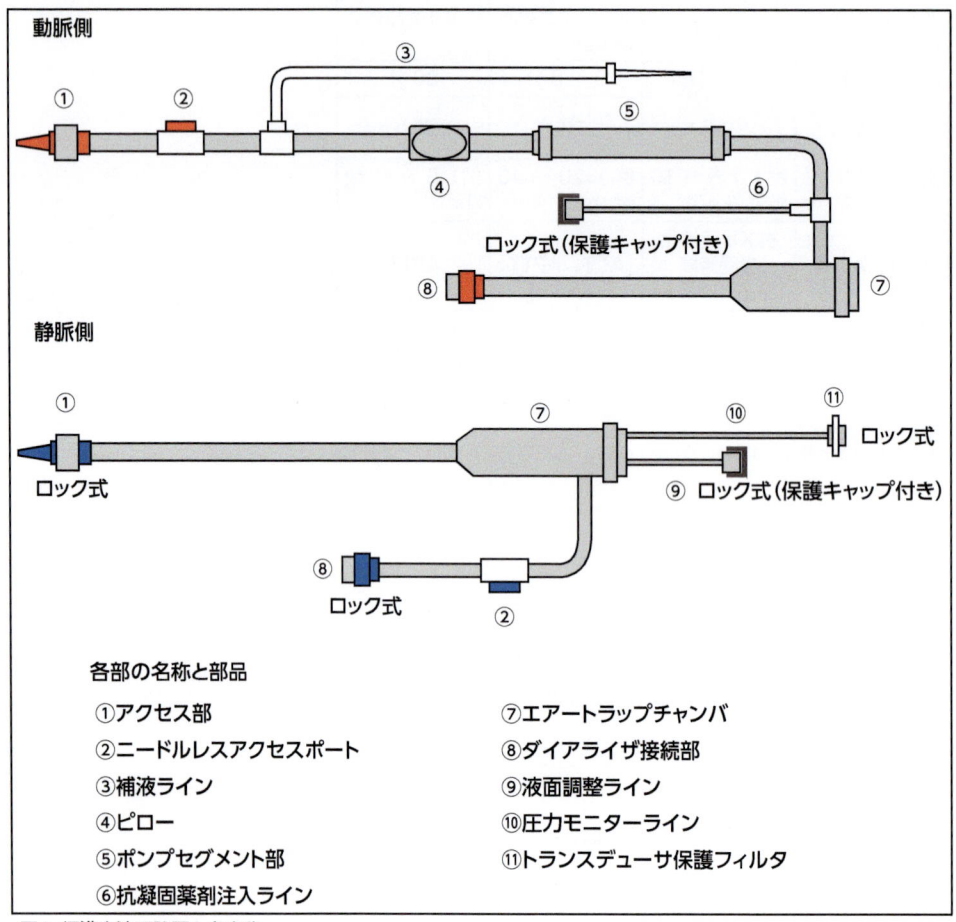

図4. 標準血液回路図と各名称

## （1）プライミングの目的

　プライミングの目的は、回路・ダイアライザの製造に伴う滅菌剤や溶出物、膜の保護剤、充填液および空気を洗浄・除去し、破損や異常の確認を行い、治療が開始できる状態にすることである。

　現在は自動式プライミング、手動式プライミング、落差式プライミングなどがあり、統一された手法はないが、治療の直前に行うことが望ましい。

本稿ではウエットタイプとドライタイプの手動式プライミング方法について説明する。

## （2）手動式プライミング（ウエットタイプ）

①治療を予定する患者に使用するダイアライザと血液回路が医師の指示と合致していることを確認する。

②回路組立・プライミングを行う前に十分に手洗いを行い、清潔な手袋を着用する。

③ダイアライザと血液回路の使用期限と包装に破損・不備がなく、滅菌が保たれていることを確認する。

④ダイアライザは包装を開封後、外観の不良・破損がないことを確認し、ダイアライザホルダに装着する。

⑤血液回路の包装を開封後、キャップなどの脱落に注意しながら取り出し、外観の不良・破損がないこと、回路内部に異物がないことを確認する。またキャップなどの閉鎖確認、およびプラスチッククランプの開閉を確認する。

⑥血液回路は折れや捻れがないように整え、動脈側回路を血液ポンプに正しい方向で取り付ける。

⑦洗浄用生理食塩液を補液ラインに接続後、動脈側回路の患者側を落差で充填しクランプをする。次に動脈側エアートラップチャンバを反転し、血液ポンプを使用し動脈側回路を充填する。動脈側エアートラップチャンバを正位置にする（**図 5**）。

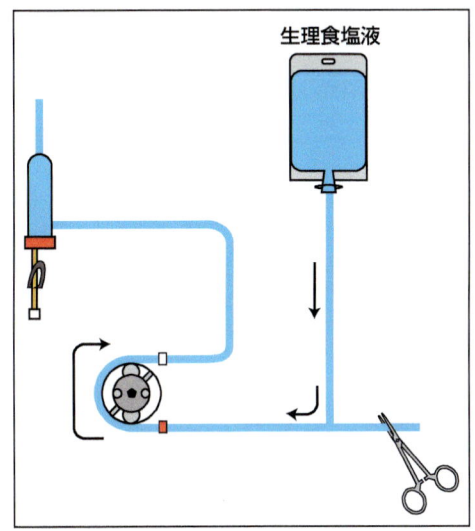

図5. 動脈側回路のプライミング

⑧次に、静脈側回路をダイアライザ静脈側に接続後、静脈圧ラインを透析用監視装置に接続し、静脈側エアートラップチャンバの下枝の回路にクランプをする（**図 6**）。

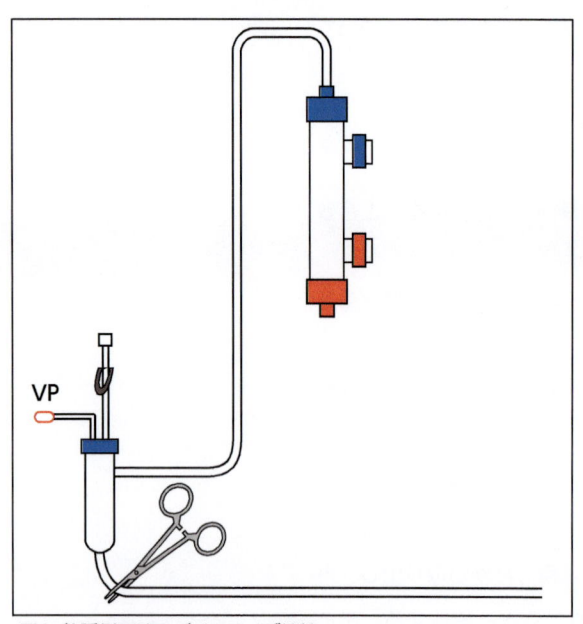

図6. 静脈側回路のダイアライザ接続

⑨ダイアライザの動脈側を上にし、静脈側エアートラップチャンバを握り、ダイアライザ内の空気を押し出しながら、気泡がないように動脈側回路を接続する（**図7**）。

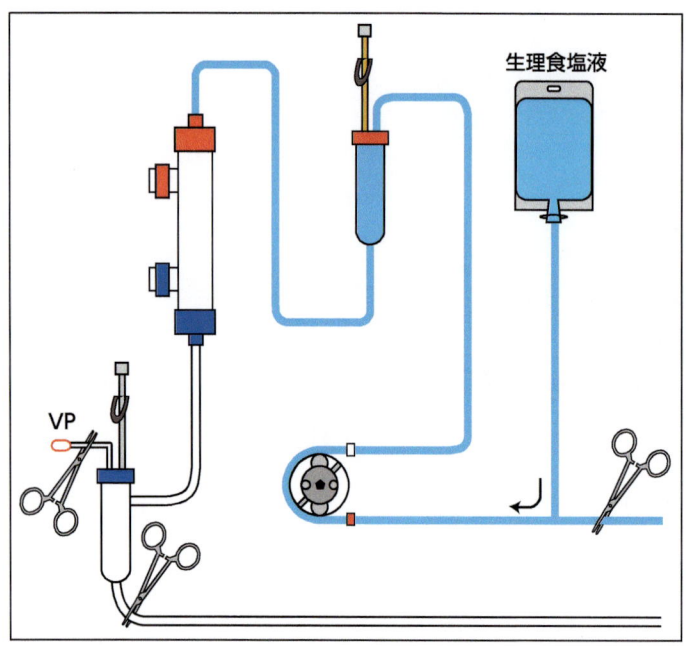

図7. 動脈側回路のダイアライザ接続

⑩ダイアライザの動脈側を下にし、静脈側回路のクランプを外し、150mL/min 程度の流速で生理食塩液を流し、ダイアライザと血液回路の洗浄と気泡除去を行う（**図 8**）。

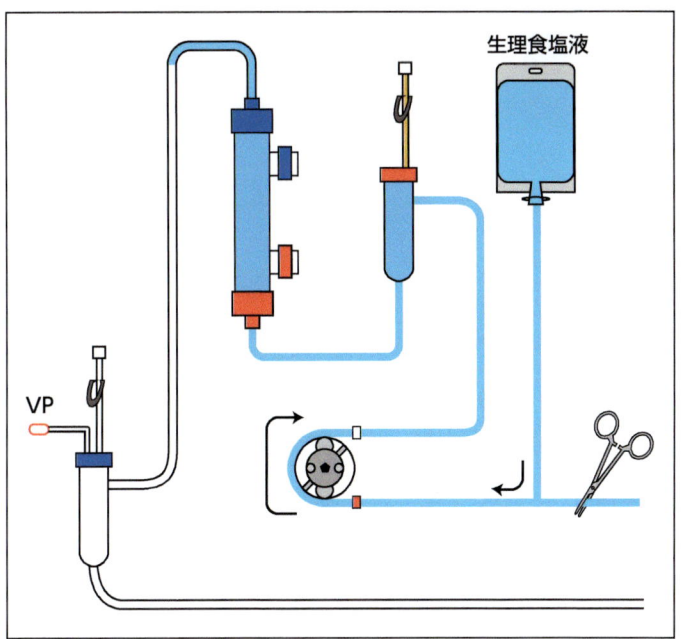

図8. ダイアライザと血液回路の洗浄

⑪ダイアライザの動脈側を上にし、ダイアライザの透析液側に正しい方向で透析液ラインを接続する。5 分間以上透析液を流しダイアライザの透析液側を洗浄する。血液回路のエアートラップチャンバに圧力計が接続されている場合は、圧力トランスデューサ保護フィルタが濡れないように液面レベルをエアートラップチャンバ長の 2/3 〜 3/4 に調整する。使用しない場合は生理食塩液で充填する（**図 9**）。

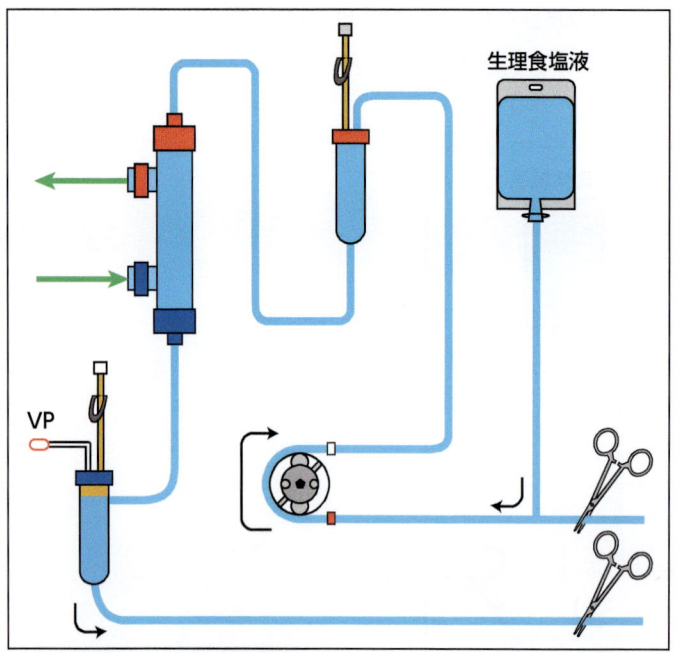

図9. ダイアライザの透析液側洗浄

⑫洗浄終了後、洗浄用生理食塩液を返血用生理食塩液に付け替え、気泡センサ、
漏血センサを取り付け、治療が開始できるような状態であることを確認する。

## (3)手動式プライミング(ドライタイプ)

　上記①〜⑦までの工程終了後、ダイアライザ動脈側に動脈側回路を接続し、ダイアライザ静脈側に静脈側回路を接続する。ダイアライザの動脈側を下にし、静脈側回路のクランプを外し、150mL/min 程度の流速で生理食塩液を流し、ダイアライザと血液回路の洗浄と気泡除去を行う (**図10**)。

⑧ダイアライザの動脈側を上にし、ダイアライザの透析液側に正しい方向で透析液ラインを接続する。5分間以上透析液を流し、ダイアライザの透析液側を洗浄する。

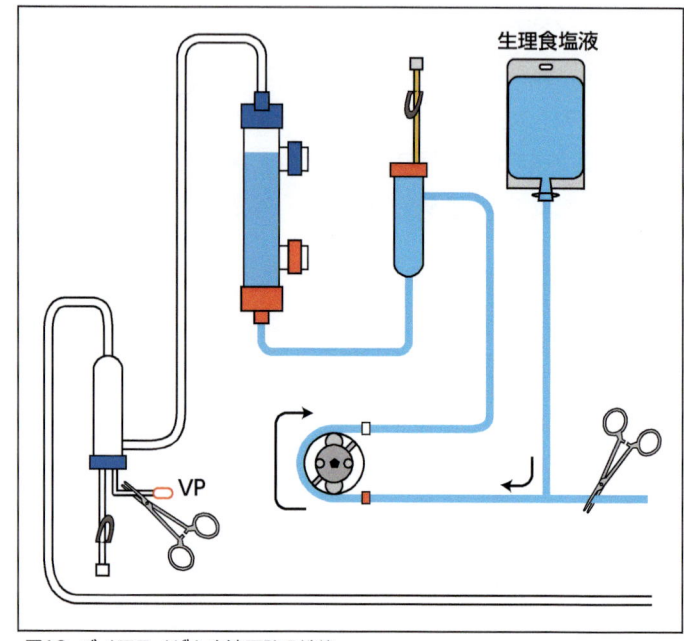

図10. ダイアライザと血液回路の洗浄

⑨血液回路のエアートラップチャンバに圧力計が接続されている場合は、圧力

トランスデューサ保護フィルタが濡れないように、液面レベルをエアート
ラップチャンバ長の 2/3 ～ 3/4 に調整する。

⑩洗浄終了後、洗浄用生理食塩液を補液・返血用生理食塩液に付け替え、気泡
センサ、漏血センサを取り付け、閉じるべき側管が正しく鉗子などで閉じら
れていることを確認する。

　プライミングの操作は、医学上の清潔・不潔の概念を十分に理解したスタッ
フが行う。

## ❻ 開始前

①透析用監視装置の静脈圧計、透析液圧計、気泡検出器などすべての検知機能、
警報機能が正常であることを確認し、警報および検知器を正しく設定・装着
する。

②抗凝固薬剤の種類、投与量および注入速度が指示と合致した設定になってい
ることを確認する。

③血液回路とダイアライザが確実に透析用監視装置とホルダに装着され、血液
回路に折れや捻れなどがなく、回路内に空気がなく、生理食塩液で充填され、
閉じるべき側管が正しく鉗子などで閉じられていて、各接続部に緩みがない
ことを再度確認する。

④透析液を採取し、電解質組成確認を行い、正常範囲内であることを確認する。

⑤ダイアライザの向きが垂直で、血液と透析液の流れる方向が対向であること、
かつ透析液側が透析液で満たされていることを確認する。

## ❼ 開始

①患者氏名とダイアライザが医師の指示と合致していることを確認し、総除水
量、透析時間、血液流量、抗凝固薬剤の種類と投与量を確認し、透析用監視
装置の設定を行う。

②血液透析の開始は、穿刺を行う者とその介助および機械操作を行う者と合わ
せて基本的に 2 名以上で行う。緊急時バスキュラーアクセス留置用カテー
テル（以下、FDL カテーテル）使用時も同様に 2 名以上で行う。

③手洗いを十分に行い、標準予防策に準じて、個人防護用具を着用する。動脈
側穿刺針または FDL カテーテル動脈側と血液回路の動脈側を接続しロック
する。静脈側穿刺針または FDL カテーテル静脈側と血液回路の静脈側を接
続しロックする。動脈側回路・静脈側回路の鉗子を外す。

④血液ポンプの血液流量を 100mL/min 以下の低流量に設定し、動脈側から
十分な脱血が得られることを確認する。抗凝固薬剤を医師の指示どおり注入
を始め、同時に静脈圧の上昇程度を確認し、静脈側から適正に返血が行われ

ることを確認する。また、体外循環の開始に伴う患者の状態の変化を観察する。

⑤指示された血液流量までゆっくりと上昇させ、透析条件の指示に従い各設定を行う。併せて、静脈圧計、透析液圧計、気泡検出などすべての警報機能の設定を再確認する。

⑥血液回路に折れや捻れなどがないかを確認し、バスキュラーアクセスと血液回路が正しく固定されていることを再確認する。

⑦透析中に使用する薬剤の投与量、投与速度が指示どおりであることを確認する。

⑧一連の確認事項を記録する。

## ⑧ 血液透析中

定期的に身体所見を観察し、異常がないか、透析条件と透析用監視装置の警報機能の設定が正しく行われているかを、チェックリストに沿って確認する。

### (1) 血液透析中のチェックシート (表3)

血液透析中は、患者状態の観察に努める。穿刺部位の状況と固定方法、抗凝固薬剤など治療中に使用している薬剤の注入量と残量を確認し、除水量と残りの透析時間から適正な除水速度の再確認を行う。これらは所定の方法で記録する。

患者の状態に変化がある場合は、指示に応じて適切な処置およびその記録を行う。

### 表 3. 血液透析中のチェックシート

| 項目 | 方法 | 単位 | 判定法など |
|---|---|---|---|
| バイタルサイン（呼吸・脈拍・血圧・体温） | 測定・記録（患者監視装置） | | 経時的なバイタル変化 |
| バスキュラーアクセスの確認 | 目視確認 | | 合・否 |
| 血液回路の固定、折れや捻れ | 目視確認 | | 合・否 |
| 血液浄化装置から異音・異臭がないこと | 目視確認 | | 合・否 |
| パトランプが緑に点灯していること | 目視確認 | | 表示色 |
| 血液回路の凝血・気泡・漏血 | 目視確認 | | 合・否 |
| 動・静脈側エアートラップチャンバ液面の確認 | 目視確認 | | 合・否 |
| 各アラーム設定の確認 | アラーム設定画面の確認 | | 合・否 |
| 血液ポンプの確認 | 血液流量表示の記録 | mL/min | |
| 静脈圧の確認 | 圧力の記録 | mmHg | 経時的な圧力変化 |
| 透析液圧の確認 | 圧力の記録 | mmHg | 経時的な圧力変化 |
| TMP の確認 | 圧力の記録 | mmHg | 経時的な圧力変化 |
| 透析液流量の確認 | 透析液流量表示の記録 | mL/min | |
| 透析液温度の確認 | 透析液温度表示の記録 | ℃ | |
| 除水量の確認 | 除水速度表示の記録 | L/hr | |
| | 除水積算量表示の記録 | L | |
| 抗凝固薬剤の確認 | 注入速度表示の記録 | mL/hr | |
| | 残量の照合 | mL | |

## (2)血液透析中のトラブル

### 1. 血圧低下

血圧低下は血液透析中、最も多く出現する病態である。血圧低下の原因はさまざまあるが、多くは過度の除水による循環血液量の減少により生じる。また自律神経障害や動脈硬化があるほど起こりやすい。

重大なものとしては抜針による失血もあるため、穿刺部位や回路接続部の確認を必ず行う。

**血圧低下の原因**

- ・循環血液量の減少
- ・自律神経障害
- ・末梢血管抵抗の調節障害、静脈プールの拡大
- ・心機能低下
- ・抜針による失血
- ・アレルギー反応

**血圧低下時の対応**

- ・除水の停止
- ・酸素吸入（2 〜 3L/min）
- ・生理食塩液の急速注入（100 〜 200mL）
- ・下肢挙上、枕の除去
- ・返血（治療中止）

## (3)主な警報の種類

### 1. 静脈圧上限警報

静脈側エアートラップチャンバとバスキュラーアクセス静脈側の先端との間で血流が妨げられた場合に上昇する（**図11**、**表4**）。

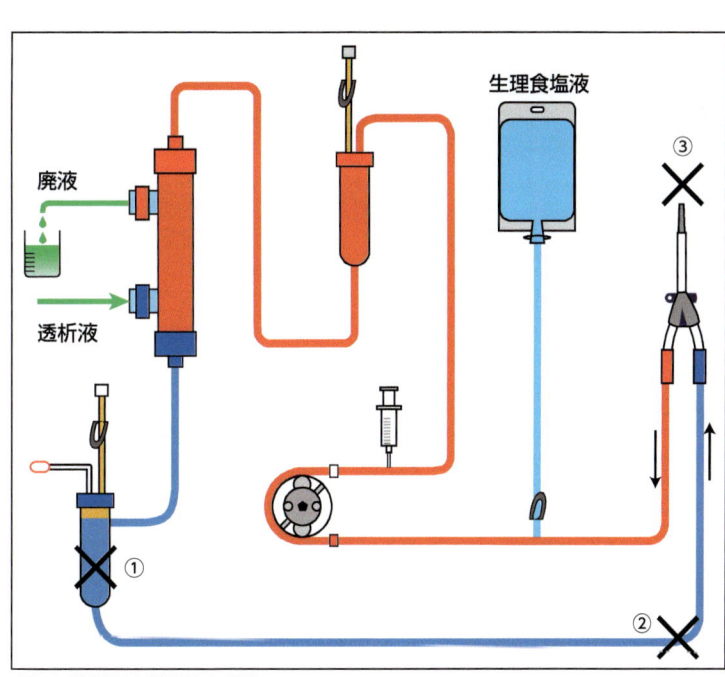

図11. 静脈圧上限警報の原因

表 4. 静脈圧上限警報の原因と対処

| | 原因 | 対処 |
|---|---|---|
| ① | 静脈側エアートラップチャンバの凝固 | 回路交換 |
| ② | 静脈側回路の折れや捻れ | 静脈側回路の確認 |
| ③ | バスキュラーアクセスの先当たり | 体位変換・適宜調整 |

## 2. 静脈圧下限警報

　静脈側穿刺針の抜針、回路接続部の外れや脱血不良、動脈側エアートラップチャンバの目詰まりで静脈圧は下降する（**図 12**、**表 5**）。

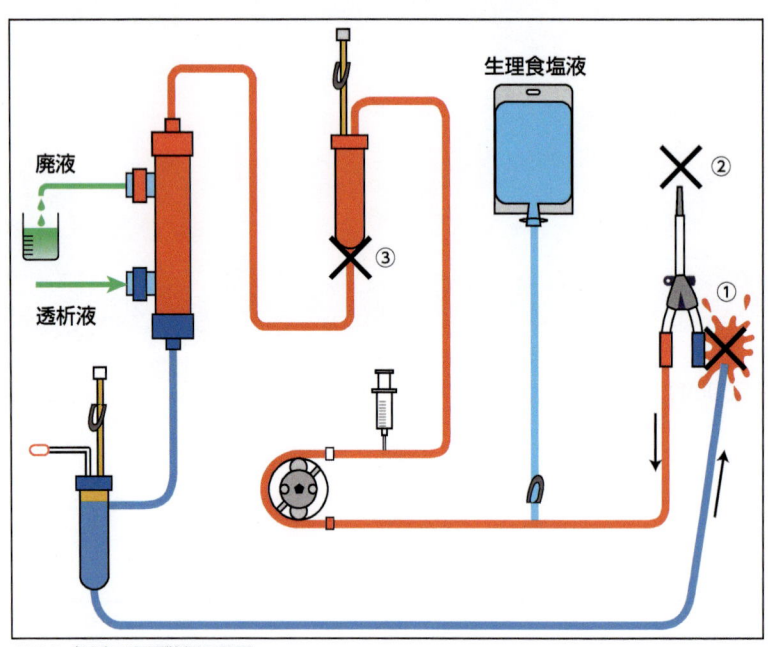

図12. 静脈圧下限警報の原因

表 5. 静脈圧下限警報の原因と対処

| | 原因 | 対処 |
|---|---|---|
| ① | 静脈側回路の外れ | 回路の接続部確認 |
| ② | 脱血不良 | 適宜調整 |
| ③ | 動脈側エアートラップチャンバの凝固 | 回路交換 |

### 脱血不良

　動脈側回路の折れや捻れによって、バスキュラーアクセス動脈側の狭窄・閉塞により脱血不良になる。このような状態で血液ポンプが作動すると、さまざまな症状がみられる。

症状

・動脈側入口付近の血液回路に気泡がつく。

・静脈圧が低下する。

・血液ポンプより、チューブが潰れる音がする。

・動脈側エアートラップチャンバ上部のバックフローが大きくなり、血液回路
　の振動が大きくなる。

・抗凝固薬剤シリンジや注入ラインに血液の逆流がみられる。

対処

　血液ポンプを一度停止させるか、血液流量を下げ、折れや捻れを改善しても
十分な血液流量が得られない場合、バスキュラーアクセスに対し、適宜調整を
行う。循環血液量減少の場合は除水を止め、補液を適宜行う。

### 3. TMP 上限警報

　ダイアライザ内部の凝固、過剰な除水、透析液供給ラインの折れや捻れによっ
て TMP（膜間圧力差）は上昇する（**図 13**、**表 6**）。

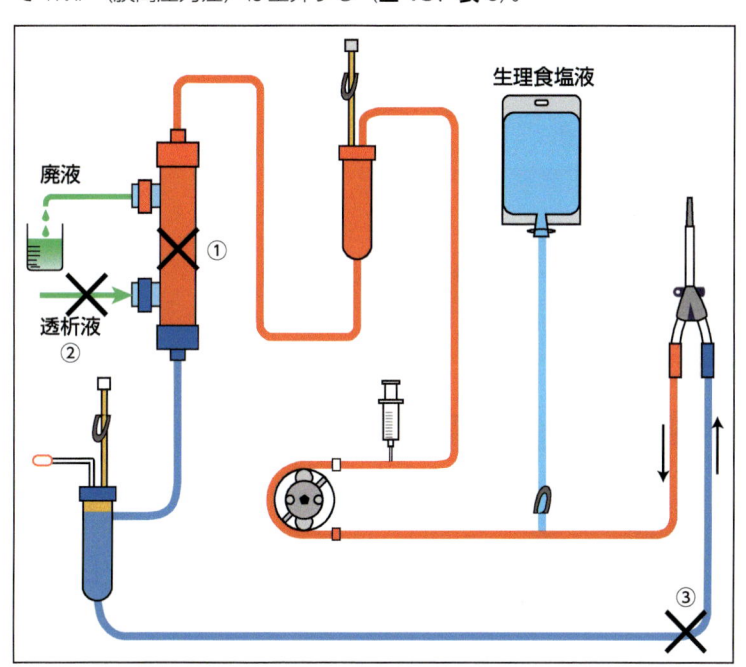

図13. TMP上限警報の原因

### 表 6. TMP 上限警報の原因と対処

| | 原因 | 対処 |
|---|---|---|
| ① | ダイアライザの凝固 | 回路交換 |
| | 過除水 | 除水速度を下げる |
| ② | 透析液供給ラインの折れや捻れ | 透析液供給ラインの確認 |
| ③ | 静脈側回路の折れや捻れ | 静脈側回路の確認 |

## 4. TMP 下限警報

　ダイアライザ入口までの回路の折れや捻れ、ダイアライザ動脈側の凝固、透析液廃液ラインの折れや捻れによって TMP は下降する（**図 14**、**表 7**）。

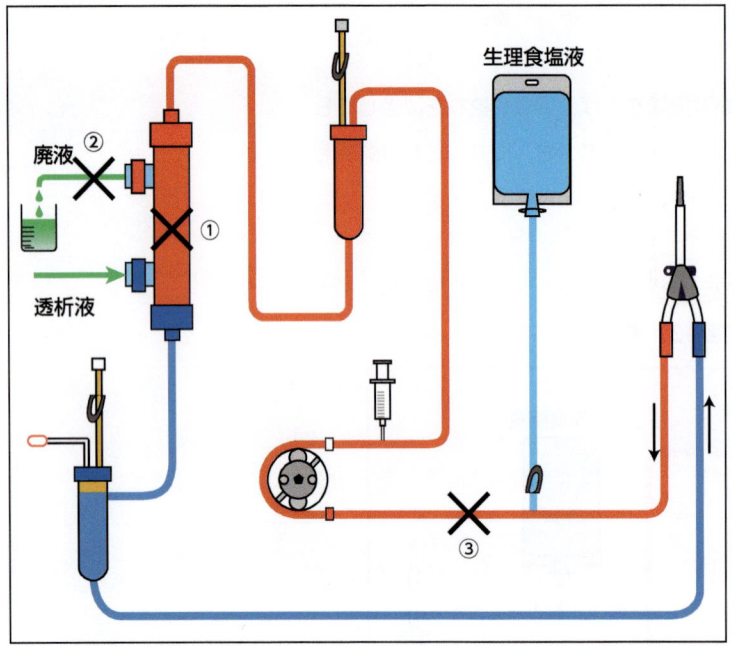

図14. TMP下限警報の原因

表 7. TMP 下限警報の原因と対処

| | 原因 | 対処 |
|---|---|---|
| ① | ダイアライザの凝固 | 回路交換 |
| ② | 透析液廃液ラインの折れや捻れ | 透析液廃液ラインの確認 |
| ③ | 動脈側回路の折れや捻れ | 動脈側回路の確認 |

## 5. 気泡警報

　超音波方式によるセンサによって気泡検知を行い、血液回路内に 1mL 以上の単独気泡が混入した場合、警報を発し、表示灯を点灯するとともに静脈側回路を閉塞し、血液ポンプを停止させる（**図 15**、**表 8**）。

　最近では透析用監視装置の性能や安全監視機能が発達し、事故件数は少なくなったとはいえ、重大事故につながるため、細心の注意が必要である。

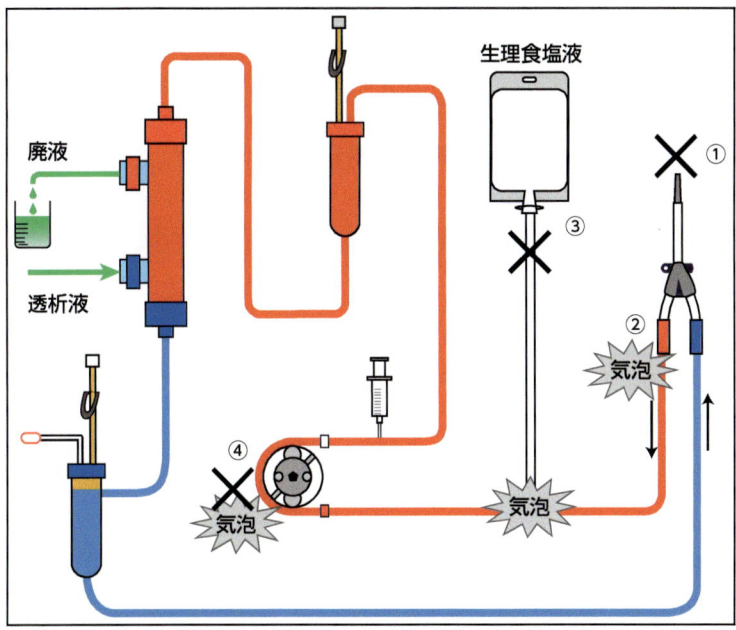

図15. 気泡警報の原因

表 8. 気泡警報の原因と対処

| | 原因 | 対処 |
|---|---|---|
| ① | 動脈側穿刺針の挿入が浅い | 再穿刺・再固定 |
| ② | 動脈側穿刺針と血液回路の接続が緩い | 接続確認 |
| ③ | 返血用生理食塩液の液切れ | 交換 |
| ④ | 回路破損 | 回路交換 |

## ⑨ 終了

①予定した除水が完了し、指示された血液透析時間が経過していることを確認する。

②血圧を測定し、返血による血圧の変化に対して何らかの処置、または透析条件変更が必要と考えられた場合は、返血を行う前に担当医による処置・透析条件変更の指示を確認する。

③返血に必要な鉗子数を確認し、必要物品があることを確認する。

④返血には、通気針を必要としないソフトパック生理食塩液を必ず使用する。返血を開始するときの生理食塩液残量は、生理食塩液置換返血に十分な量を確保する。不足する場合は、新規のソフトパック生理食塩液に取り替える。

⑤返血者は清潔な手袋を装着する。

## ⑩ 返血

返血とは、ダイアライザと血液回路内の血液を清潔にかつ安全に体内に戻す操作である。返血方法は、生理食塩液置換返血法とエアー置換返血法の 2 つ

に大別され、さらに両方法とも血液ポンプを使用する方法と自然落差を利用する方法があるが、安全性の観点から生理食塩液置換返血法を用いる。エアー置換返血法は行ってはならない。生理食塩液置換返血法は生理食塩液（300 〜 500mL）を使用し、ダイアライザと血液回路内の血液を生理食塩液で置換し、血液を体内に戻す方法である。

　以下に、生理食塩液置換返血法について説明する。

①血液ポンプを止める。

②血液回路の動脈側ラインをクランプする。

③補液ラインより血液ポンプを使用して、生理食塩液を 20 〜 50mL/min で血液透析器と血液回路に流す。

④血液透析器と血液回路に残った血液が、生理食塩液に入れ替わった時点で血液ポンプを止める。

⑤血液回路の静脈側ラインをクランプする。

⑥血液回路の動脈側ラインのクランプを外して、動脈側ラインに生理食塩液を流す。

⑦血液回路の動脈側ラインの血液が生理食塩液に入れ替わった時点で、動脈側ラインをクランプする。

⑧バスキュラーアクセスより動脈側、静脈側ラインを外す。

## ⑪ 回路の廃棄

　装置から血液回路、生理食塩液バッグ等を取り外し、各施設の廃棄手順に従い廃棄する。

## ⑫ 洗浄

　洗浄は、透析用監視装置および配管の細菌やウイルスなどを死滅させる消毒効果と、透析由来の炭酸カルシウムなどの除去を目的とする。ダイアライザから透析液ラインを外して、ホルダへ戻す。透析液原液ノズルが正しい原液ノズル口に接続されていることを確認する。各洗浄薬液ボトル内に薬液が十分入っていることを確認し、所定の洗浄方法で洗浄を開始する。

　一般的な洗浄方法として、次亜塩素酸洗浄、酢酸洗浄、過酢酸洗浄、熱水クエン酸消毒などがある。

### （1）次亜塩素酸洗浄

　次亜塩素酸系の洗浄剤での消毒は、配管内の細菌、蛋白質・脂肪などの有機物の除去および消毒を行う。

## （2）酢酸洗浄

　酢酸系の洗浄剤での消毒は、配管内の炭酸カルシウムを溶解させる目的で行う。

## （3）過酢酸洗浄

　過酢酸系の洗浄剤での消毒は、**バイオフィルム**の除去を目的に行う。

## （4）熱水クエン酸消毒

　熱水消毒では水が流れるラインすべてを消毒することができ、配管全体の消毒、蛋白質、炭酸カルシウムの除去を目的に行う。

## ⓫ 装置の片づけ

　洗浄の終了後、透析用監視装置および個人用 RO 装置の主電源を切り、決められた位置に戻す。

📖 **用語解説**

バイオフィルム

バイオフィルムとは細菌が産生する細胞外多糖質、ET、有機物質汚染、無機質汚染が混然一体となった汚染巣で、細菌が育成するのに適した環境となっている。表面はベタベタしており、さらに汚染物や細菌が付着しやすい。配管内面の流れがよどんだ部分に形成されやすく、バイオフィルム内は消毒液や抗菌薬の作用をほとんど受けることないため、細菌は緩慢に増殖する。

# 血液透析療法の実際

　透析用監視装置および個人用透析装置（以下、コンソール）、血液透析器（以下、ダイアライザ）、血液回路にはさまざまな種類があり、各施設で異なるものが使われている。ここでは当院で使用している装置でのプライミング工程を説明する。

# ❶ 使用機器の例

## DBB®-100NX（日機装株式会社）[4]

### （1）装置外観（図16）

①オーバーフロークランプ

②静脈圧ポート

③ BV（blood volume）計

④血液ポンプ

⑤プライミングクランプ

⑥サンプル（透析液）ポート

⑦気泡検出器

⑧補液ポンプ

⑨フック

⑩原液ノズル

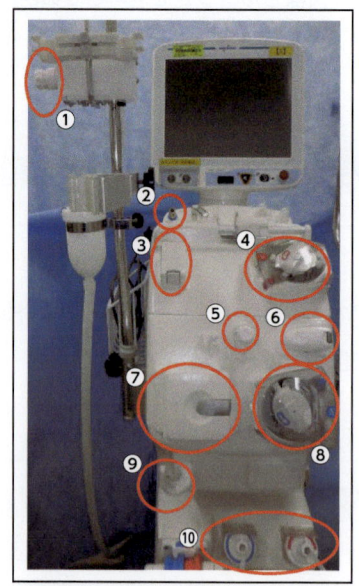

図16. コンソールの外観

### （2）基本画面（図17、表9）

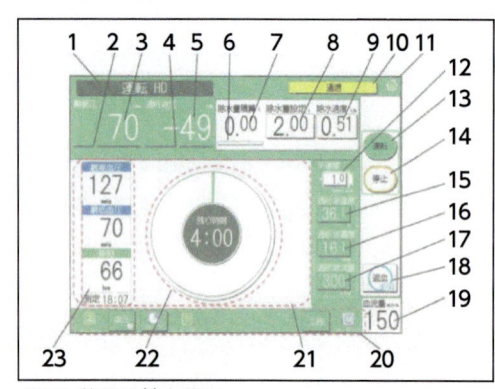

図17. 装置の基本画面

表 9.

| 1 | 日時／工程キー | 2 | 静脈圧インジケーター | 3 | 静脈圧 |
|---|---|---|---|---|---|
| 4 | 透析液圧インジケーター | 5 | 透析液圧 | 6 | 除水量積算インジケーター |
| 7 | 除水量計算 | 8 | 除水量設定キー | 9 | 除水速度キー |
| 10 | 通信／標準設定キー | 11 | ホームキー | 12 | IP 速度キー |
| 13 | 運転キー | 14 | 停止キー | 15 | 透析液温度キー |
| 16 | 透析液濃度キー | 17 | 透析液流量キー | 18 | 返血キー |
| 19 | 血流量表示キー | 20 | スイッチキー | 21 | マルチパネル |
| 22 | 残り時間、経過時間、残り除水量、現在時刻 | 23 | 血圧データ | | |

## ❷ 材料の例（図18）
### DBB®-100NXの場合

①ダイアライザ

②血液回路

③補液ライン

④生理食塩液

⑤人工腎臓用透析液（透析液）

⑥キャップ（赤・青）

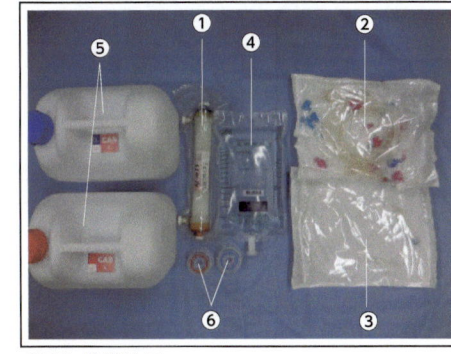

図18. 準備物品

## ❸ プライミング

①コンソールの電源をつけ、［透析液濃度］を押す。使用
する透析液名に変更する（**図19中赤枠部分**）。

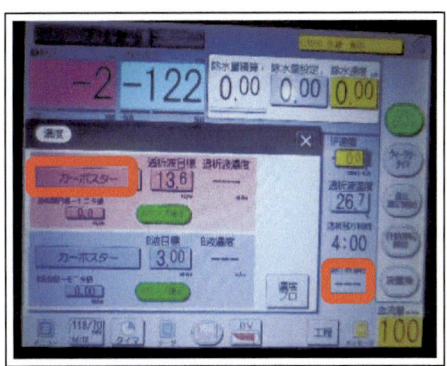

図19. 透析液の選択画面

②透析液タンクと同じ色の専用キャップを取り付け、ノズ
ルも同様に同じ色のノズルを取り付ける。

画面の［液置換］を長押しする。

→装置の自己診断と透析液の作製が開始される（20分
程度）（**図20**）。

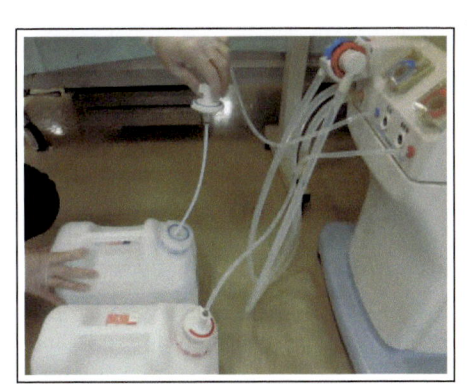

図20. ノズルの挿入

③コンソールが医材の準備画面であることを確認する（**図 21**）。

コンソールが自己点検後正常動作であること、透析液が正常に供給されていることを確認する。

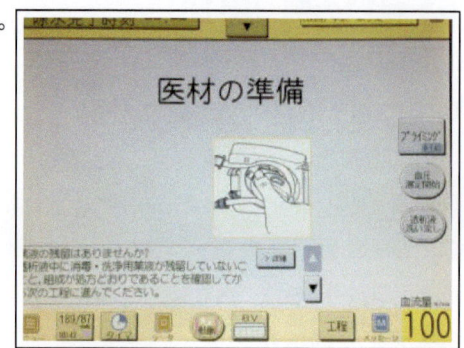

図21. 医材の準備

④医材の確認（**図 22**）

ダイアライザが医師の指示と合致していることを確認する。

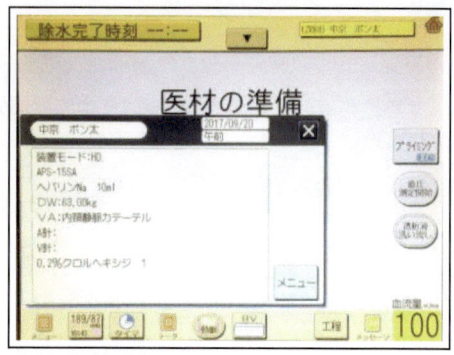

図22. 医材の確認

⑤血液回路の袋を開け、動脈側回路（赤色）を取り出す。補液ライン、抗凝固薬剤注入ライン、薬液注入ラインをクランプする。

回路の各接続部分は直接血液が流れるところであり、清潔操作で作業することが重要である。

⑥血液ポンプへの装着

血液ポンプカバーを開け、ポンプセグメント部の始端（赤色）をポンプヘッド部の入口溝部（赤色）のチューブクランプ側に差し込む。手でローターを矢印（赤）の向きに回しながらチューブをしごき部へ取り付ける（**図 23**）。血液ポンプカバーを閉じる。

血液ポンプに血液ポンプセグメント部を取り付けるときやカバーを閉じるときは、指先などを挟まないように注意する。血液ポンプセグメント部の始端と終端を間違えないように注意する。

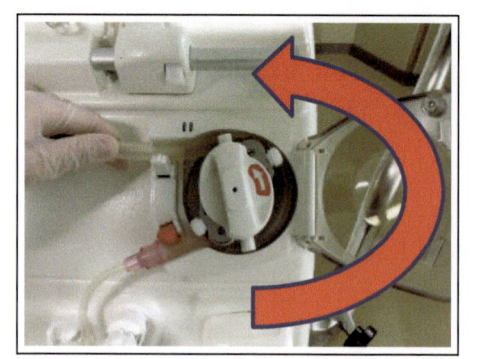

図23. 血液ポンプの回転方向

⑦動脈側エアートラップチャンバを左側ホルダに取り付け、ストッパーをスライドさせ固定する（**図 24**）。

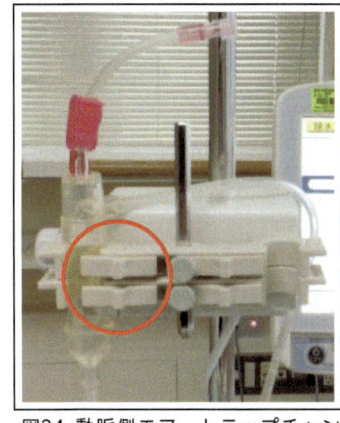

図24. 動脈側エアートラップチャンバの装着

⑧ BV 計ユニットのレバーをつまみ、ロックを解除しカバーを開け、上部（赤）の溝に回路を確実にはめ込む（**図 25**）。

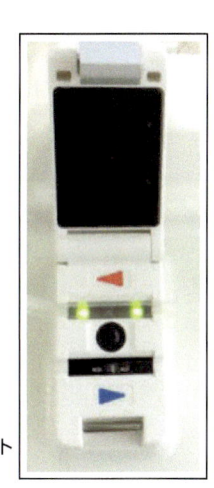

図25. BV計ユニットへの装着（動脈側）

⑨ダイアライザを袋から取り出し、動脈側を上にしてホルダに取り付ける。
　動脈側回路をダイアライザの動脈側に接続する（**図 26**）。

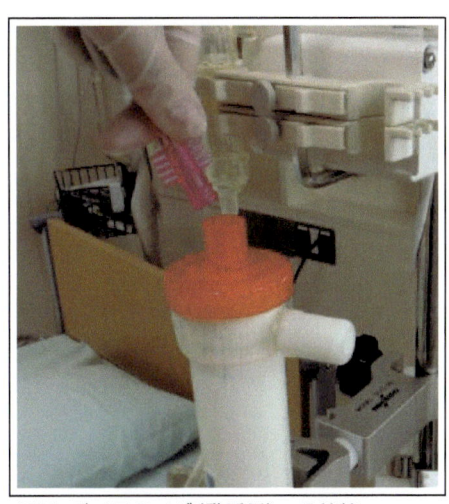

図26. ダイアライザ（動脈側）への接続

⑩補液ラインをプライミングクランプ部に装着する。↓を押す
ことでチューブが装着できる（**図27**）。

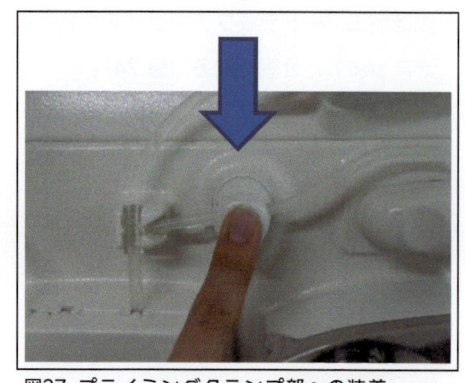

図27. プライミングクランプ部への装着

⑪クランプユニットのレバーをつまみ、ロックを解除し、カバーを開
ける。回路のチューブをまっすぐに伸ばした状態で動脈気泡検出器
（動脈側クランプ）の溝に確実にはめ込む（**図28**）。
動脈側の先端は、不潔にしないようにする。

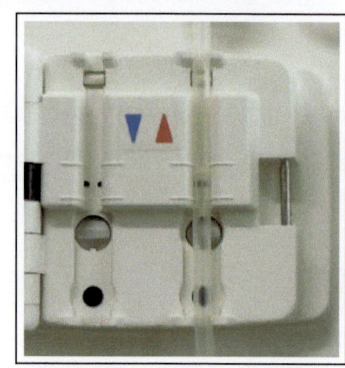

図28. 動脈気泡検出器への装着

⑫静脈側エアートラップチャンバを右側ホルダに取り付け、ストッ
パーをスライドさせて固定する。静脈側エアートラップチャンバの
薬液注入ラインをクランプする（**図29**）。

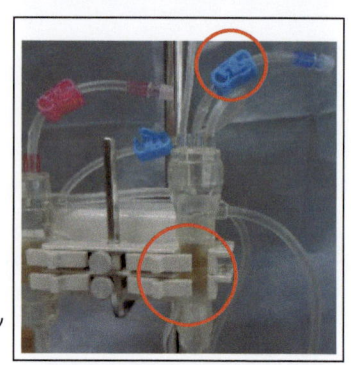

図29. 静脈側エアートラッ
プチャンバの取り付け

⑬圧力モニターラインを圧力ポートへ取り付ける。
トランスデューサ保護フィルタを時計方向へ緩みがなくなるまで
回す（**図30**）。

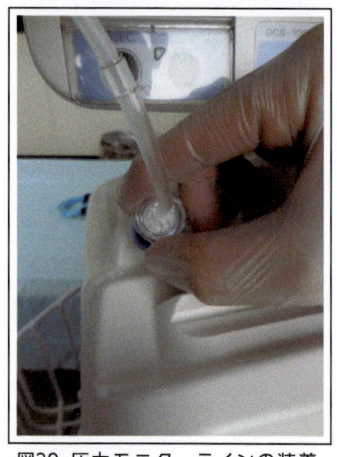

図30. 圧力モニターラインの装着

⑭オーバーフローラインをクランプに取り付ける（**図31**）。

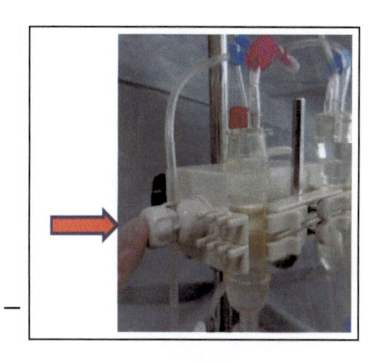

図31. オーバーフロー
ラインへの装着

⑮オーバーフローラインの先端を余液受けに取り付ける（**図32**）。

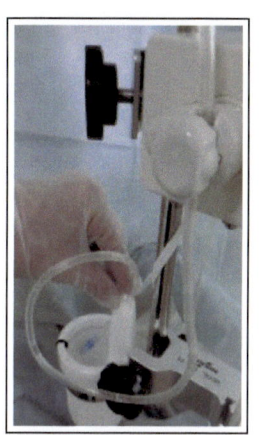

図32. 余液受けへの装着

⑯静脈側回路をダイアライザの静脈側に接続する（**図33**）。

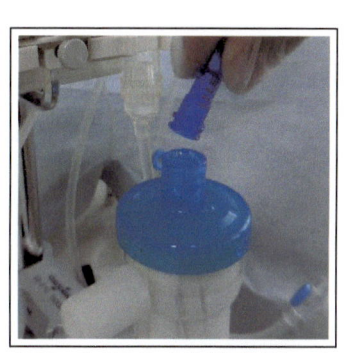

図33. ダイアライザ（静脈側）への
装着

⑰ BV 計ユニットのレバーをつまんでロックを解除し、カバーを開け、
　 下部（青）の溝に回路を確実にはめ込む（**図34**）。
　 カバーを閉じロックレバーをおろす。

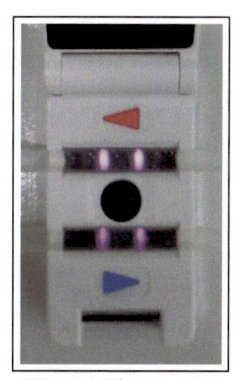

図34. BV計ユニットへ
の装着

⑱動脈側回路と静脈側回路の先端を接続する（**図35**）。

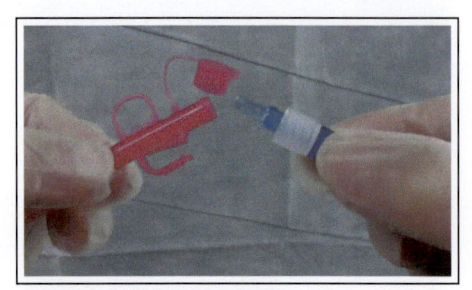

図35. 動・静脈側回路の接続

⑲クランプユニットのレバーをつまんでロックを解除し、カバーを開ける。
回路のチューブをまっすぐに伸ばした状態で、静脈気泡検出器（静脈側ク
ランプ）の溝に確実にはめ込む（**図36**）。
カバーを閉じロックレバーをおろす。

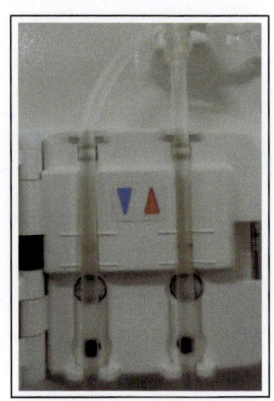

図36. 静脈気泡検出器への
装着

⑳動脈側回路と静脈側回路のクランプが外れていることを確認し、丸めてコン
ソール左下のフックへ掛ける（**図37**）。

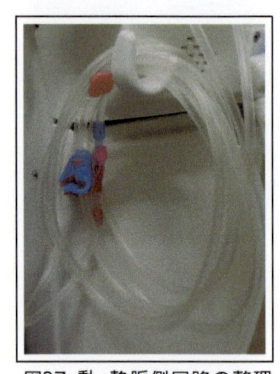

図37. 動・静脈側回路の整理

㉑ダイアライザ動脈側へ赤色カプラを、静脈側へ青色カプ
ラを取り付ける（**図38**）。

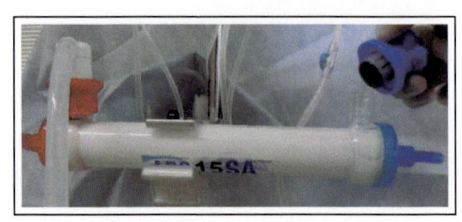

図38. カプラの装着

㉒回路に補液ラインを取り付ける（**図 39**）。

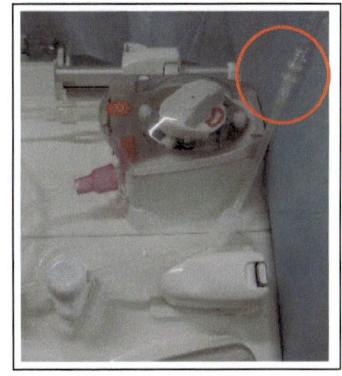

図39. 補液ラインの接続

㉓生理食塩液バッグに補液ラインを挿して、液切れ検出器を取り付ける
（**図 40**）。

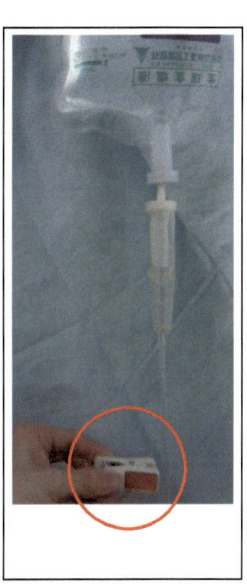

図40. 液切れ検出器の装着

㉔治療条件、ダイアライザ、プライミング液の種類を確認
し、画面の［プライミング］を押す（**図 41 中赤枠部分**）。
［開始］を押すと、プライミングが始まる。

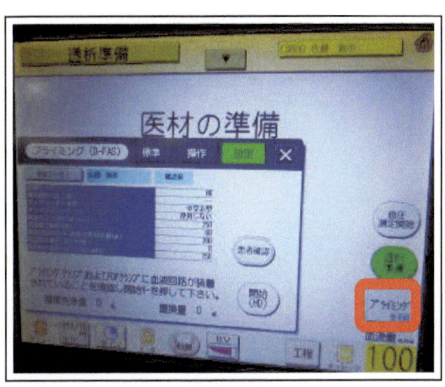

図41. プライミングの開始画面

㉕十数分でプライミングが完了画面になる（**図 42**）。

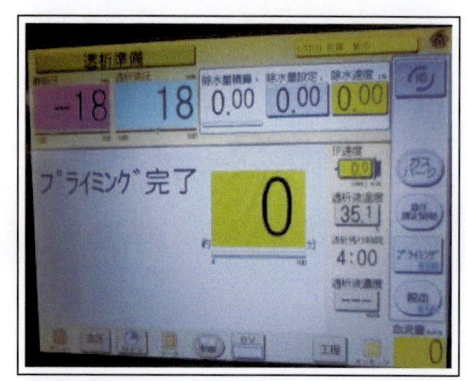
図42. プライミングの完了画面

㉖オーバーフローラインのクランプをする（**図 43**）。動脈側・静脈側回路の
クランプを操作しやすい位置に移動させクランプをする（**図 44**）。

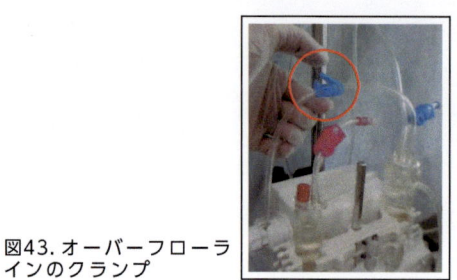
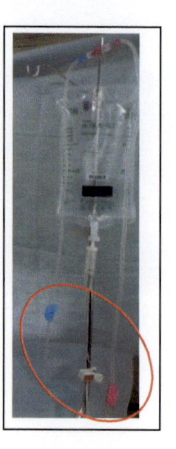

図43. オーバーフローラ
インのクランプ

図44. 動・静脈側回
路のクランプ

以上でプライミング工程は終了となる。

## ④ 開始手順

①開始前に医師へ、総除水量、透析時間、血液流量、抗凝固薬剤の種類と投与
量を確認し、装置に設定を行う。

②標準予防策に準じて、個人防護用具の着用をする。

③バスキュラーアクセスの動脈側と血液回路の動脈側を接
続しロックする（**図 45**）。
動脈側回路のクランプを開放する。

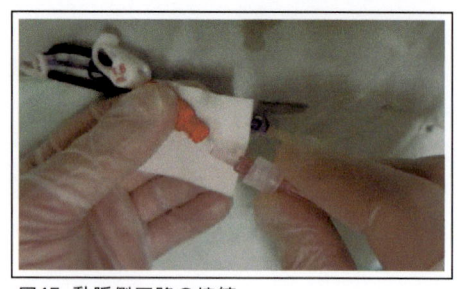
図45. 動脈側回路の接続

④バスキュラーアクセスの静脈側と血液回路の静脈側を接
続しロックする。静脈側回路のクランプを外す。
先端キャップは、回路破棄時に使用するため残しておく。

⑤ ［脱血］を押し、脱血方法の選択をする。

片側脱血除水なし、ダイアライザの種類選択（中空糸または積層型）、補液の種類（生理食塩液・透析液）を確認する。

［開始］を押す（**図46**）。

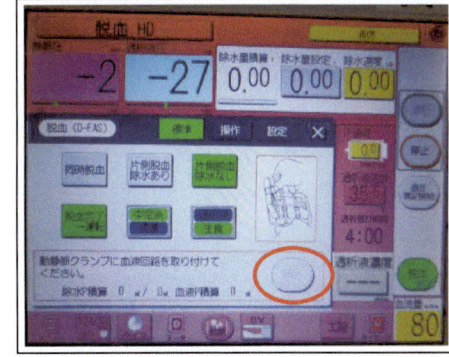

図46. 脱血の開始画面

⑥抗凝固薬剤の初回量が注入され、持続投与が開始していることを確認する。

⑦脱血から自動で運転に切り替わりしだい、血液流量を上げ指示された値へ設定する。

⑧静脈圧警報、TMP 警報、気泡警報、漏血警報は自動設定される（**図47**）。

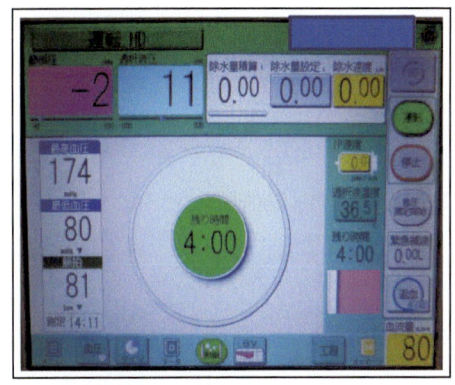

図47. 血液透析中の画面

## ⑤ 血液透析療法中

定期的に臨床症状や身体所見を観察し、異常がないか、血液透析条件と装置の警報設定が、正しく行われているかをチェックリストに沿って確認する。

## ⑥ 主な警報の種類

### （1）静脈圧警報

静脈圧が上限、もしくは下限の警報点を超えた場合に警報を発する。

**対処**

①ブザー停止スイッチを押し、警報音を止める。

②以下の点について確認する。

・血液回路の圧迫、折れや捻れ

・血液回路中の詰まり（凝固）

・脱血不良

③警報を解除（運転・停止または警報リセットキーをタッチ）し、治療を再開する。

## （2）TMP警報

TMP が上限、もしくは下限の警報点を超えた場合に警報を発する。

**対処**

①ブザー停止スイッチを押し、警報音を止める。

②停止キーをタッチする。

③以下の点について確認する。

・血液回路と透析液ラインの圧迫、折れや捻れ

・血液回路中の詰まり（凝固）

・脱血不良

・バスキュラーアクセスの状態

④警報を解除（運転・停止または警報リセットキーをタッチ）し、治療を再開する。

## （3）気泡警報

**1．静脈側通常・静脈側微小**

静脈側気泡検出器が、気泡（または微小気泡）を検出した場合に警報を発する。

**対処**

①ブザー停止スイッチを押し、警報音を止める。

②血液回路の気泡検出器出口部をクランプする。

③気泡検出器のカバーを開き、気泡を静脈側エアートラップチャンバに追い出した後、カバーを閉じる。

④バスキュラーアクセスの接続部、補液ラインのクランプに緩みがないかなど、血液回路のチェックを行う。

⑤必要であれば、静脈側エアートラップチャンバの液面レベルを調整する。

⑥気泡検出器出口部のクランプを外す。

⑦警報を解除し、治療を再開する。

**2．動脈側通常・動脈側微小**

動脈側気泡検出器が、気泡（または微小気泡）を検出した場合に警報を発する。

**対処**

①ブザー停止スイッチを押し、警報音を止める。

②血液回路の気泡検出器装着部入口部をクランプする。

③気泡検出器のカバーを開き、気泡を除去し、カバーを閉じる。

④血液回路の緩みや気泡がないかチェックを行う。

⑤気泡検出器装着部入口部のクランプを外す。

⑥警報を解除し、治療を再開する。

### (4)漏血警報

漏血検出器が漏血を検出した場合に警報を発する。

**対処**

①ブザー停止スイッチを押し、警報音を止める。

②ダイアライザ出口の透析液に漏血が認められない場合、運転キーをタッチし、治療を継続する。

③ダイアライザ出口の透析液に漏血が認められた場合、血液ポンプ電源スイッチを押し、血液ポンプの電源を切り、治療を中止する。

④血液回路の静脈側ラインをクランプする。

⑤血液回路の動脈側ラインをクランプする。

⑥ダイアライザカプラを外し、カプラ受けにセットする。

⑦技士用スイッチ画面［警報・テスト］のオーバーライドキーと運転キーをタッチし、装置内配管の血液を洗い流す。

⑧血液の洗い流し後に、停止キーをタッチし、血液回路を破棄する。

⑨医師に確認し、再開が必要な場合は、新しい血液回路とダイアライザを準備する。プライミングをして治療を再開する。

## ⑦ 血液透析終了手順

①除水完了、終了時間（経過時間）、諸検査、終了時注射の有無、終了時必要物品を確認する（**図48**）。

②標準予防策に準じて、個人防護用具の着用をする。

③画面の［返血］を押す。

④返血に使用する液の確認後、補液ラインを開放し、［開始］を押す。

追加返血が必要な場合、返血アイコンをタッチし、操作アイコンを選択して追加返血方法を選択する。

⑤返血終了後、動脈側回路と静脈側回路をクランプする。

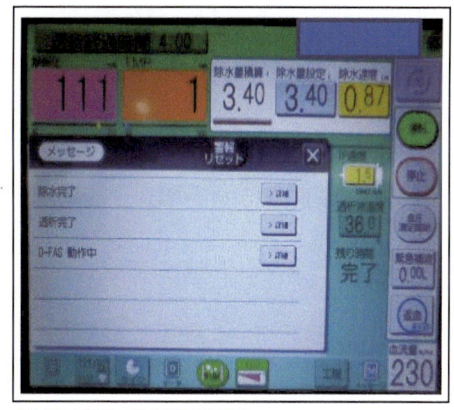

図48. 透析・除水完了画面

## ⑧ 後始末

①バスキュラーアクセスから動脈側、静脈側回路を外し、開始時に残しておいたキャップでループさせ、クランプを外す。

②残血の状態・抗凝固薬剤残量を確認する。

③画面の［排液］を押す。

④静脈圧ラインを取り外し、プライミングクランプから補液ラインを外す。

⑤ダイアライザの静脈側を上にする。

⑥排液を開始したらポンプ流量を 100mL/min 程度に上昇させる。

⑦排液できた時点でポンプを止め、補液ラインのクランプを掛ける。画面の表示どおりにカプラを取り外し、血液回路を廃棄する。

⑧原液ノズルを装置のノズル口に戻す。

⑨洗浄工程を確認し、薬液ボトルに薬液が十分入っていることを確認する。

⑩ ［自動運転開始］を長押しする。

## 血液透析濾過器の操作および管理

　血液透析濾過の準備は、装置の動作確認を行う始業時点検から始まり、施行される治療法に応じた材料のセッティング・プライミング、抗凝固薬剤のセッティングなどを行い、治療が開始できる状態にすることである。

### ❶ 必要物品

・持続緩徐式血液濾過用装置

・血液回路

・持続緩徐式血液濾過器（以下、血液濾過器）

・洗浄用生理食塩液 2,000mL

・抗凝固薬剤加生理食塩液 500mL 以上

・返血用生理食塩液 100 ～ 200mL 以上

・血液濾過用補充液（以下、補充液）

・廃液受け

・抗凝固薬剤用シリンジ

・抗凝固薬剤

・その他（鉗子、清潔な手袋など）必要量

### ❷ 始業時点検

　急性血液浄化に用いる装置は、機種ごとに点検方法が異なるため、取り扱い説明書に従って機器の始業時点検を行う。

## ❸ 準備

①持続緩徐式血液濾過用装置（**図49**）を保護接地線付き医用コンセントに接
続する。

②始業時点検を行い、装置が正常であることを確認する。

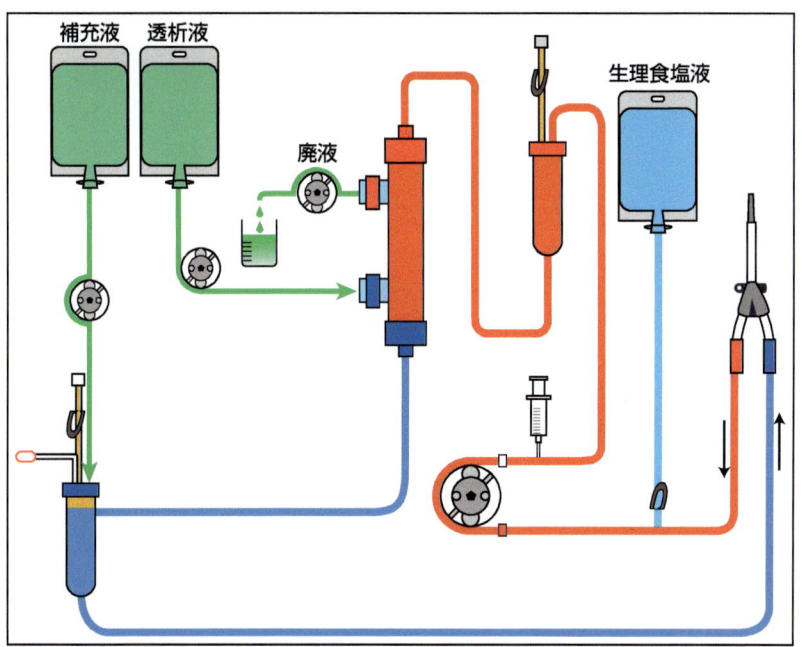

図49. 血液透析濾過のフロー図

## ❹ プライミング

### （1）プライミングの目的

　プライミングの目的は、血液回路・血液濾過器の製造に伴う滅菌剤や溶出物、
膜の保護剤、充填液および空気を洗浄・除去し、破損や異常の確認を行い、治
療が開始できる状態にすることである。血液透析とは違い、濾過液の供給回路
も含まれており、プライミングを行う必要がある。

　現在は自動式プライミング、手動式プライミングがあり、統一された手法は
ないが、治療の直前に行うことが望ましい。

　本稿では、手動式プライミングを説明する。

### （2）組み立て・プライミング操作

①治療を予定する患者に使用する血液濾過器と血液回路が、医師の指示と合致
していることを確認する。

②血液回路の組み立て・プライミングを行う前に十分に手洗いを行い、清潔な
手袋を着用する。

③血液濾過器と血液回路の使用期限と包装に破損・不備がなく、滅菌が保たれ
ていることを確認する。

④血液濾過器は包装を開封後、外観の不良・破損がないことを確認し、ホルダに装着する。

⑤血液回路の包装を開封後、キャップなどの脱落に注意しながら取り出し、外観の不良・破損がないこと、回路内部に異物がないことを確認する。また、キャップなどの閉鎖確認およびプラスチッククランプの開閉を確認する。

⑥血液回路は折れや捻れがないように整え、動脈側回路を血液ポンプに正しい方向で取り付ける。

⑦生理食塩液を補液ラインに接続する。

⑧血液回路の動脈側ラインを生理食塩液で充填し、鉗子を掛ける。

⑨動脈圧ラインを持続緩徐式血液濾過用装置に接続する。動脈圧エアートラップチャンバ上枝に鉗子を掛ける。

⑩動脈側エアートラップチャンバを反転し、血液ポンプを使用して動脈側回路を充填する。動脈側エアートラップチャンバを正位置にする。

⑪静脈側回路を血液濾過器の静脈側に接続し、静脈圧ラインを持続緩徐式血液濾過用装置に接続する。静脈側エアートラップチャンバの薬液注入ラインと下枝の回路に鉗子を掛ける。

⑫血液回路の静脈側ライン先端を廃液受けにセットする。

⑬血液濾過器の動脈側を上にし、静脈側エアートラップチャンバを握り、血液濾過器内の空気を押し出しながら、気泡がないように動脈側回路を接続する。

⑭血液濾過器の動脈側を下にし、静脈側回路の鉗子を外し、150mL/min程度の流速で生理食塩液を流し、血液濾過器と血液回路の洗浄と気泡除去を行う。

⑮血液濾過器の動脈側を上にし、静脈側エアートラップチャンバの圧力トランスデューサ保護フィルタが濡れないように、液面レベルをエアートラップチャンバ長の2/3〜3/4に調整する。

⑯洗浄終了後、血液ポンプを止めて静脈側ラインに鉗子を掛ける。

⑰補液ラインのつながった生理食塩液に、透析液および補充液回路を接続する。

⑱透析液ポンプを使用して、透析液回路を充填する。

⑲補充液ポンプを使用して、補充液回路を充填する。

⑳血液濾過器の透析液側に透析液回路を正しい位置に接続する。

㉑補充液回路を静脈側エアートラップチャンバ上枝に接続する。

㉒血液濾過器の濾過液側に補充液回路を正しい位置に接続する。

㉓透析液ポンプと補充液ポンプを回して、各回路内の洗浄と気泡除去を行う。

㉔洗浄終了後、透析液および補充液ポンプを止める。

㉕補液ラインを抗凝固薬剤加生理食塩液へ付け替える。血液回路の静脈側ラインの鉗子を外す。抗凝固薬剤加生理食塩液で充填し、静脈側ラインに鉗子を掛ける。

　抗凝固薬剤としてナファモスタットメシル酸塩を使用する場合は、白濁ある

いは結晶の析出を防止するため、生理食塩液や血液濾過器充填液と直接接触させないこと。

㉖洗浄終了後、補液ラインを返血用生理食塩液へ、透析液および補充液回路を補充液へ接続し、治療が開始できる状態であることを確認する。

## ⑤ 血液透析濾過療法開始

治療中の異常な症状・兆候の発生を避けるために、血液流量、除水速度、補充液・透析液流量、補充液・透析液温度、抗凝固薬剤の種類と投与量を確認し、持続緩徐式血液濾過用装置の設定を行う。

①血液濾過器血液回路に空気が残っていないことを確認する。

②標準予防策に準じて、個人防護用具の着用をする。

③血液回路の動脈側を動脈側バスキュラーアクセスに接続する。

④血液回路の静脈側を静脈側バスキュラーアクセスに接続し、血液回路の動脈側ラインと静脈側ラインの鉗子を外す。

⑤血液ポンプを動作させる（20 〜 50mL/min）。

⑥血液凝固を防止する目的で、抗凝固薬剤を持続注入する。

⑦血液濾過器動脈側を上にする（使用する持続緩徐式血液濾過用装置により異なる）。

⑧血液回路内の生理食塩液がすべて入れ替わるまでは血液流量 20 〜 50mL/min で血液を流す。

⑨血液濾過器と血液回路に血液を満たした後、血液流量を 50 〜 60mL/min に上げ、少なくとも 10 分間は血液灌流のみを行い、患者の状態に異常がないことを確認する。

⑩問題がみられなければ、血液流量を徐々に上げていく。

⑪医師の指示と各設定値が合致していることを確認する（血液流量、抗凝固薬剤注入量、透析液・補充液流量、透析液・補充液温度、除水速度）。

アラームの設定を確認する（脱血圧、入口圧、静脈圧、濾過圧、TMP）。

⑫抗凝固薬剤の量は、患者の病態、使用条件を考慮し、調節する。

## ⑥ 血液透析濾過療法中

定期的に臨床症状や身体所見を観察し、異常がないか、血液透析濾過条件と持続緩徐式血液濾過用装置の警報機能の設定が、正しく行われているかをチェックリストに沿って確認する（**表 10**）。

表 10. 血液透析濾過療法中のチェックシート

| 項目 | 方法 | | 判定法など |
|---|---|---|---|
| バイタルサイン（呼吸・脈拍・血圧・体温） | 測定・記録（患者監視装置） | | 経時的なバイタル変化 |
| バスキュラーアクセスの確認 | 目視確認 | | 合・否 |
| 血液回路の固定・折れや捻れ | 目視確認 | | 合・否 |
| 血液浄化装置から異音・異臭がないこと | 目視確認 | | 合・否 |
| パトランプが緑に点灯していること | 目視確認 | | 表示色 |
| 血液回路の凝固・気泡・漏血 | 目視確認 | | 合・否 |
| 動・静脈側エアートラップチャンバ液面の確認 | 目視確認 | | 合・否 |
| 各アラーム設定の確認 | アラーム設定画面の確認 | | 合・否 |
| 血液ポンプの確認 | 血液流量表示の記録 | mL/min | |
| 動脈圧（入口圧）の確認 | 圧力の記録 | mmHg | 経時的な圧力変化 |
| 静脈圧（返血圧）の確認 | 圧力の記録 | mmHg | 経時的な圧力変化 |
| 濾過圧の確認 | 圧力の記録 | mmHg | 経時的な圧力変化 |
| TMP の確認 | 圧力の記録 | mmHg | 経時的な圧力変化 |
| 透析液流量の確認 | 透析液流量表示の記録 | mL/min | |
| 透析液積算量の確認 | 透析液積算量表示の記録 | L | |
| 透析液温度の確認 | 透析液温度表示の記録 | ℃ | |
| 補充液流量の確認 | 補充液流量表示の記録 | mL/min | |
| 補充液積算量の確認 | 補充液積算量表示の記録 | L | |
| 補充液温度の確認 | 補充液温度表示の記録 | ℃ | |
| 透析液・補充液の残量確認 | 目視確認 | | |
| 除水量の確認 | 除水速度表示の記録 | L/hr | |
| | 除水積算量表示の記録 | L | |
| 抗凝固薬剤の確認 | 注入速度表示の記録 | mL/hr | |
| | 残量の照合 | mL | |

## ❼ 主な警報の種類

### （1）静脈圧上限警報

　静脈圧が警報設定の上限値を超えた場合に発生する。

　静脈側エアートラップチャンバとバスキュラーアクセス静脈側の先端との間で血流が妨げられた場合に上昇する。

### （2）静脈圧下限警報

　静脈圧が警報設定の下限値を下回った場合に発生する。

　バスキュラーアクセス静脈側の外れ、回路接続部の外れや脱血不良、動脈側エアートラップチャンバの目詰まりで静脈圧は下降する。

**1. 脱血不良**

　動脈側回路の折れや捻れ、バスキュラーアクセス動脈側の狭窄・閉塞により脱血不良になる。このような状態で血液ポンプが作動すると、さまざまな症状がみられる。

## 2. 症状

・動脈側入口付近の血液回路に気泡がつく。

・静脈圧が低下する。

・血液ポンプより、チューブが潰れる音がする。

・抗凝固薬剤シリンジや注入ラインに血液の逆流がみられる。

## 3. 対処

　血液ポンプを一度停止させるか、血液流量を下げ、折れや捻れを改善しても十分な血液流量が得られない場合、バスキュラーアクセスに対し、適宜調整を行う。循環血液量減少の場合は除水を止め、補液を適宜行う。

### (3) TMP上限警報

　TMP が警報設定の上限値を超えた場合に発生する。

　血液濾過器内部の凝固、過剰な除水、透析液供給ラインの折れや捻れによって TMP は上昇する。

### (4) TMP下限警報

　TMP が警報設定の下限値を下回った場合に発生する。

　血液濾過器動脈側までの回路の折れや捻れ、血液濾過器動脈側の凝固、透析液廃液ラインの折れ曲がりによって TMP は下降する。

### (5) 気泡警報

　気泡検出器が、気泡を検出した場合に警報を発生する。

最近では持続緩徐式血液濾過用装置の性能や安全監視機能が発達し、事故件数は少なくなったとはいえ、空気誤入した場合は重大事故につながるため、細心の注意が必要である。

　**表 11** に、動脈側回路への空気誤入原因について記載する。

#### 表 11. 空気誤入の原因

| |
|---|
| ・動脈側穿刺針の不良や挿入が浅い場合や、固定が不十分な場合 |
| ・動脈側穿刺針と血液回路の接続が緩い、または離断する場合 |
| ・血液ポンプセグメント部がプライミングなどで破損している場合 |
| ・生理食塩液バッグの液が不足している場合 |

### (6) 漏血警報

　漏血検出器が漏血を検出した場合に警報を発生する。

## ⑧ 終了操作

①指示された治療時間が経過していることを確認する。

②標準予防策に準じて、個人防護用具の着用をする。

③血液ポンプを止める。

④血液回路の動脈側ラインに鉗子を掛ける。

⑤補液ラインより血液ポンプを使用して、生理食塩液を 20 〜 50mL/min で血液濾過器と血液回路に流す。

⑥血液濾過器と血液回路に残った血液が、生理食塩液に入れ替わった時点で血液ポンプを止める。

⑦血液回路の静脈側ラインに鉗子を掛ける。

⑧血液回路の動脈側ラインの鉗子を外して、動脈側ラインに生理食塩液を流す。

⑨血液回路の動脈側ラインの血液が生理食塩液に入れ替わった時点で、動脈側ラインに鉗子を掛ける。

⑩バスキュラーアクセスより動脈側、静脈側ラインを外す。

## ⑨ 後始末

持続緩徐式血液濾過用装置から血液回路、補充液バッグ、廃液受けを取り外し、各施設の廃棄手順に従い廃棄する。

## 血液浄化装置について

持続緩徐式血液濾過用装置は各施設によりさまざまな機種がある。

本稿では、ACH-Σ®（旭化成メディカル株式会社）5) の装置について説明する。

## ① 装置および必要物品の準備

①電源ボタンを押し装置を立ち上げる。

②始業点検をタッチし始業点検を行う。

③始業点検が終了したら、治療法選択で［CHDF］を選択し［次へ］を押す。

④準備物品を準備・確認し［次へ］を押す。

## ② 回路の装着とプライミング

画面の指示に従い、表示される順序で回路をセットする。

以下、取り付け時の注意点を記載する。

・ポンプチューブが確実に装着されていないとチューブの破裂や溶血のおそれがある（**図 50**）。

・加温パネルの装着加温パネルのバルブに回路が正しく装着されていない場

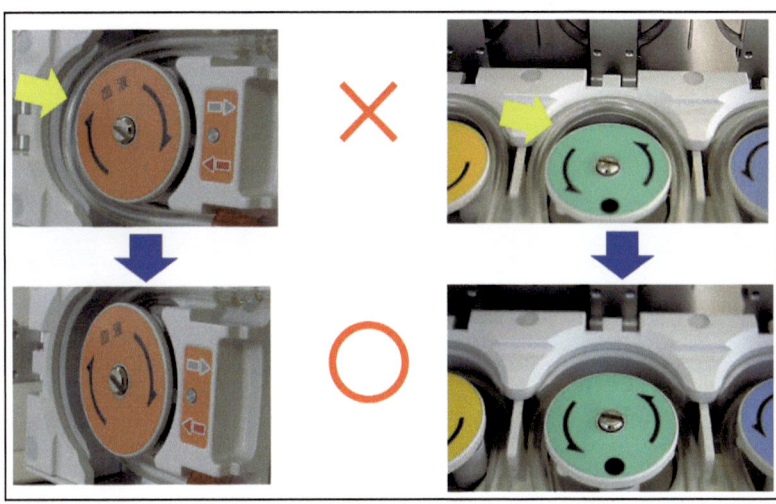

図50. ポンプチューブの装着

　合、回路の閉塞が不十分になり、プライミング時の異常や除水誤差などの原因となる可能性がある。

・計量チャンバの取り付けでは、計量チャンバホルダの溝に合わせ挿入する。正しく装着されていない場合、正確な計測ができず除水誤差を起こす可能性がある。

・圧ラインの装着が不完全な場合、エアフィルタから空気が漏れ、血液や薬液が逆流し、エアフィルタが濡れると圧力の測定ができなくなるため、プライミング時や治療中に警報が発生する可能性がある。

　圧ラインの取り付け方を以下に示す（**図 51**）。

　①差し込む：エアフィルタを受圧口と平行の状態で軽く差し込む。

　②左に回す：エアフィルタを反時計方向に回し続けると、エアフィルタがカタッと奥に落ち込む。

　③右に回す：落ち込んだ位置よりエアフィルタを時計方向に回して締め込む。

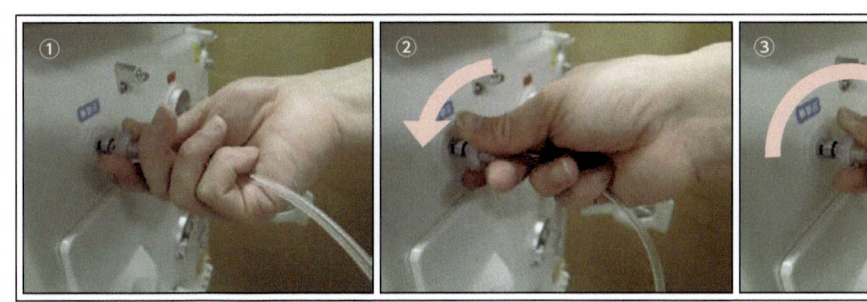

図51. 圧ラインの装着

・シリンジをシリンジポンプスリットの奥まで確実に装着し、スライダを十分に下げ、フックを確実に装着すること（**図52**）。装着されていないと抗凝固薬剤が正確に投与されない可能性がある。

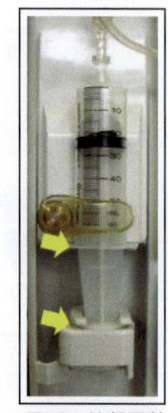

図52. 抗凝固薬剤の装着

・エアフリー圧力センサの取り付けでは、ノズル部を圧力ポートに確実に挿入しロックをすること（**図53**）。

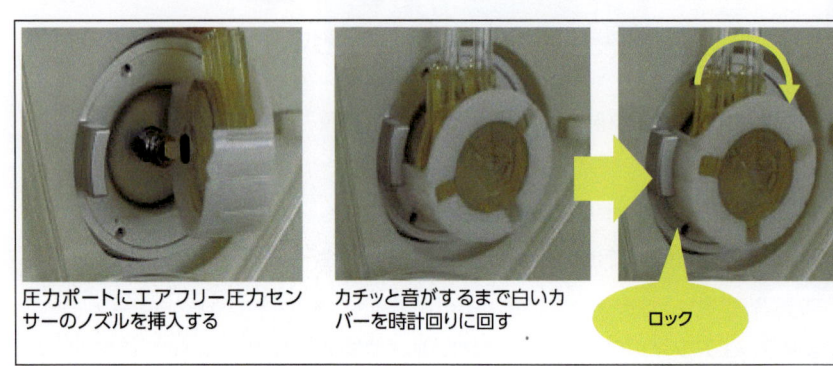

圧力ポートにエアフリー圧力センサーのノズルを挿入する　カチッと音がするまで白いカバーを時計回りに回す　ロック

図53. エアフリー圧力センサの取り付け

・血液濾過器の接続では、必ず医師の指示の血液濾過器を使用すること。異なる場合、重篤な健康被害につながる可能性がある（**図54**）。

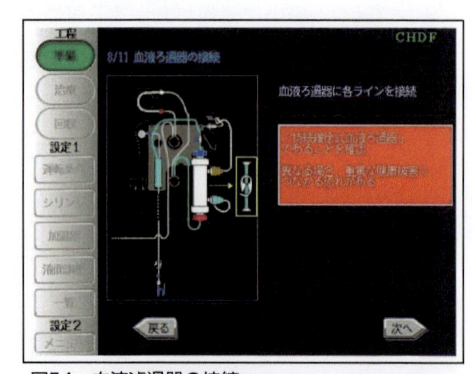

図54. 血液濾過器の接続

・ガイダンスに沿って回路装着後、［洗浄開始］を押す。
・治療方法に応じて治療液を回路に接続する。
・透析液／補液ラインに空検知器が正しく接続されていることを確認する（**図55**）。

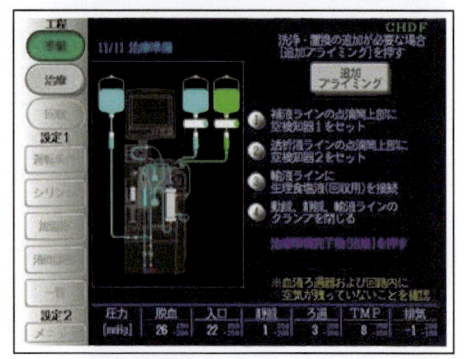

図55. 空検知器の接続

## ③ 開始手順

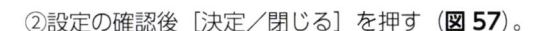

① ［治療］を押して画面を変更する。

　　［運転条件］を押し、医師の指示のもと透析液流量、補充液流量、除水速度、透析液・補充液温度を設定する（**図56**）。

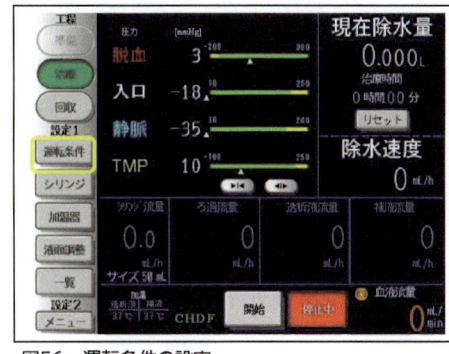

図56. 運転条件の設定

② 設定の確認後［決定／閉じる］を押す（**図57**）。

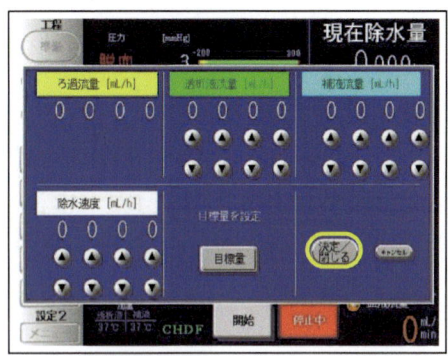

図57. 運転条件の確認

③ ［シリンジ］を押し、抗凝固薬剤の持続投与量を設定する。

　　設定の確認後［決定／閉じる］を押す（**図58**）。

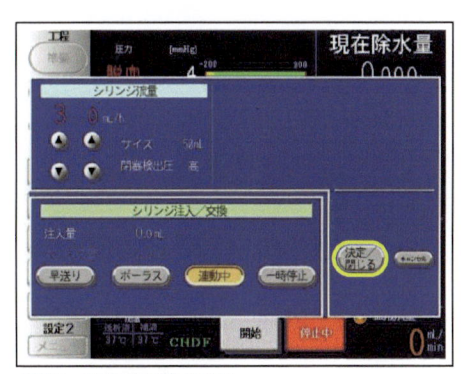

図58. 持続投与量の設定

④ 最後に設定した指示内容が確実に画面に反映されていることを確認する。

⑤ 標準予防策に準じて、個人防護用具の着用をする。

⑥ バスキュラーアクセス動脈側と血液回路の動脈側を接続しロックする。動脈側回路のクランプを外す。

⑦ バスキュラーアクセス静脈側と血液回路の静脈側を接続しロックする。静脈側回路のクランプを外す。

⑧ 血液ポンプの電源を入れ、脱血を開始する（20 〜 50mL/min）。

⑨ 血液濾過器と血液回路に血液を満たした後、血液流量を 50 〜 60mL/min に上げ、少なくとも 10 分間は血液灌流のみを行い、患者の状態に異常がな

いことを確認する。

⑩問題がみられなければ、血液流量を徐々に上げていく。

⑪画面の［開始］を押す（**図 59**）。

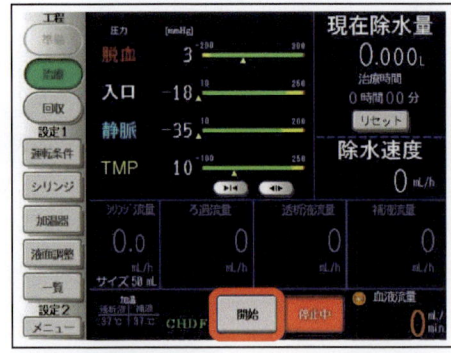

図59. 治療開始前画面

⑫各警報は自動設定される。

## ❹ 血液透析濾過療法中

　定期的に臨床症状や身体所見を観察し、異常がないか、血液透析濾過条件と装置の警報設定が、正しく行われているか、透析液／補充液バッグの残量が十分にあるかなどをチェックリストに沿って確認する。

## ❺ 主な警報とその対処

### (1) 脱血不良警報

**原因**

脱血圧が下限警報値以下になったときに発生する。

**対処**

　バスキュラーアクセス動脈側の状態や血液回路の折れや捻れがないかを確認する（**図60**、**表12**）。血圧を確認し、脱血圧が設定範囲内にある事を確認後、［解除］を押す。

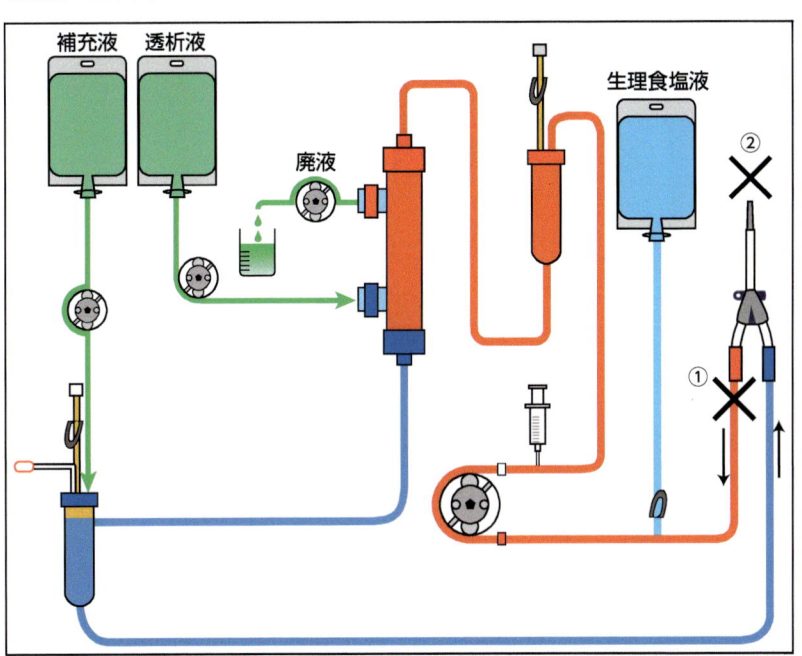

図60. 脱血不良警報の原因

表12. 脱血不良警報の原因と対処

| | 原因 | 対処 |
|---|---|---|
| ① | 動脈側回路の折れや捻れ | 動脈側回路の確認 |
| ② | バスキュラーアクセス動脈側先端の先当たり | バスキュラーアクセス動脈側先端の確認 |

## （2）静脈圧上限警報

**原因**

静脈圧が上限設定値以上になったときに発生する。

**対処**

静脈側エアートラップチャンバとバスキュラーアクセス静脈側の先端との間で、回路の折れや捻れ、静脈側エアートラップチャンバやバスキュラーアクセス静脈側先端の血栓の有無を確認する（**図61**、**表13**）。対処後に［解除］を押す。

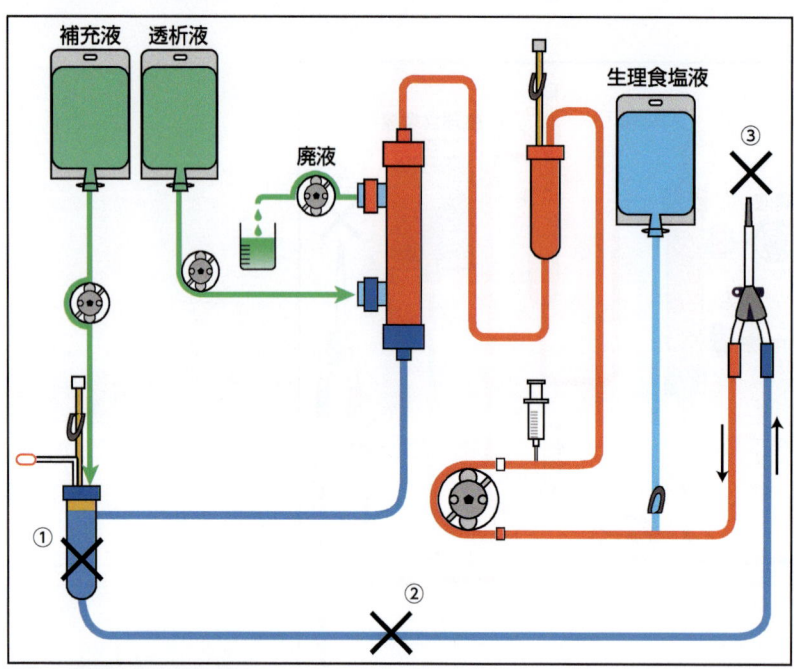

図61. 静脈圧上限警報の原因

表 13. 静脈圧上限警報の原因と対処

| | 原因 | 対処 |
|---|---|---|
| ① | 静脈側エアートラップチャンバの凝固 | 回路交換 |
| ② | 静脈側回路の折れや捻れ | 静脈側回路の確認 |
| ③ | バスキュラーアクセス静脈側先端の凝固や先当たり | バスキュラーアクセス静脈側先端の確認 |

## （3）静脈圧下限警報

**原因**

静脈圧が下限設定値以下になったときに発生する。

**対処**

血液回路全体を確認し血液回路接続部の緩みや外れによる血液漏れ、抜針や脱血不良などバスキュラーアクセスにも異常がないかを確認する（**図62**、**表14**）。対処後に［解除］を押す。

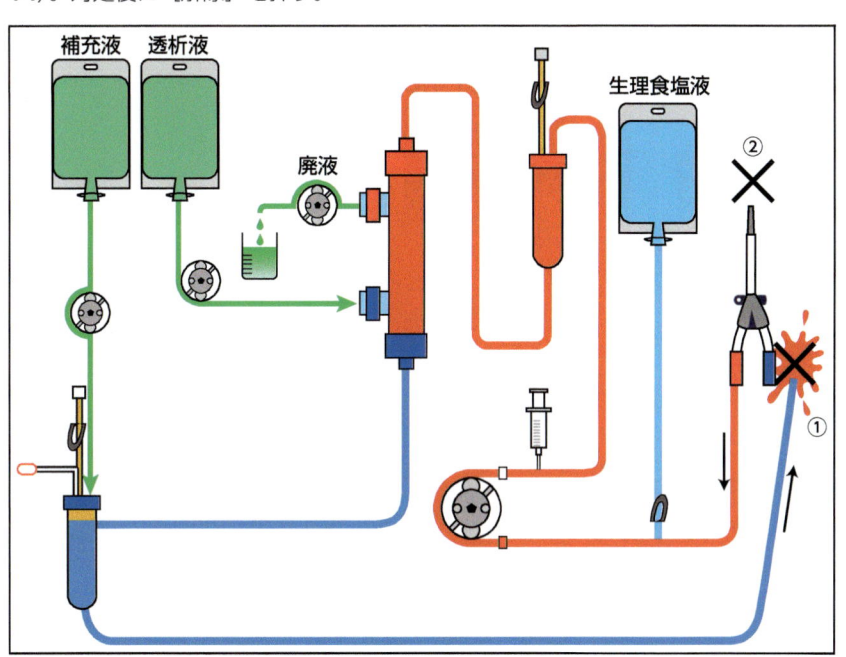

図62．静脈圧下限警報の原因

表14．静脈圧下限警報の原因と対処

| | 原因 | 対処 |
|---|---|---|
| ① | 静脈側回路の外れ | 回路の接続部確認 |
| ② | 脱血不良 | p46 表 12 参照 |

## （4）TMP上限警報

**原因**

TMP が上限設定値以上になったときに発生する。

**対処**

血液濾過器と濾過ポンプの間で、回路の折れや捻れ、過度の除水、血液濾過器の凝固、圧フィルタが濡れていないかを確認する（**図63**、**表15**）。運転条件を確認し、必要に応じて濾過速度の見直しを行う。対処後に［解除］を押す。

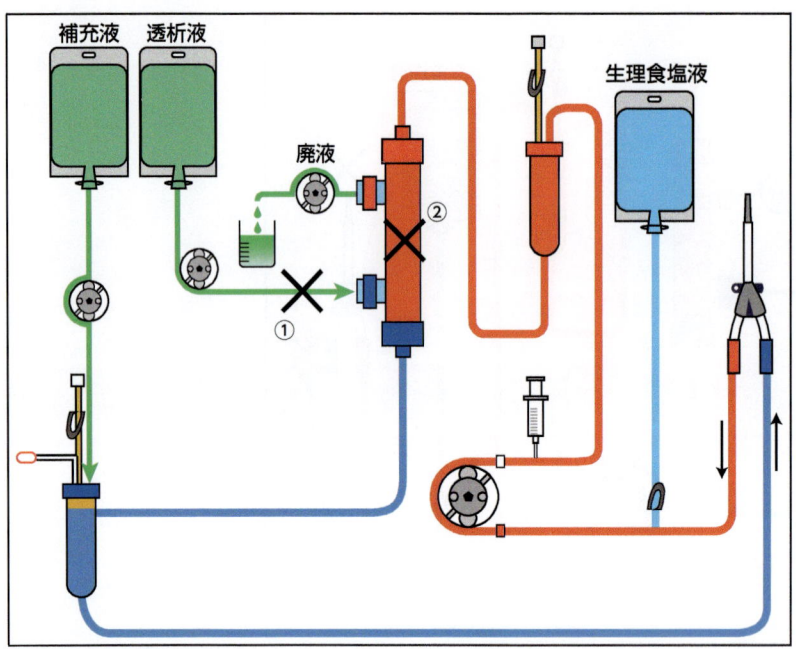

図63. TMP上限警報の原因

**表 15. TMP 上限警報の原因と対処**

| | 原因 | 対処 |
|---|---|---|
| ① | 透析液供給ラインの折れや捻れ | 透析液供給ラインの確認 |
| ② | 血液濾過器の凝固 | 回路交換 |
| | 過度の除水 | 除水速度を下げる |

## (5) TMP下限警報

**原因**

TMP が下限設定値以下になったときに発生する。

**対処**

血液濾過器動脈側までの回路の折れや捻れ、血液濾過器動脈側の凝固、透析液廃液ラインの折れや捻れによって TMP は下降する（**図 64**、**表 16**）。対処後に［解除］を押す。

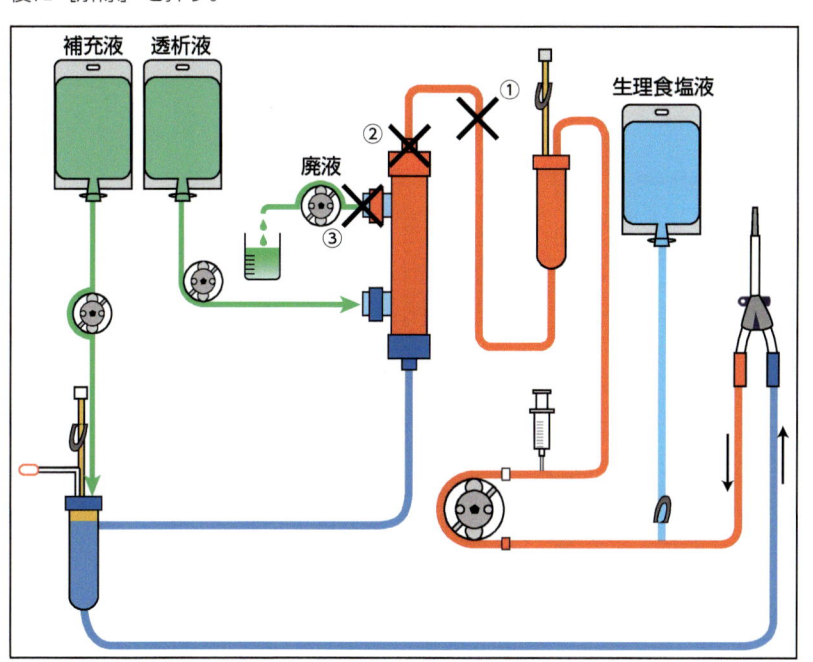

図64. TMP下限警報の原因

表 16. TMP 下限警報の原因と対処

| | 原因 | 対処 |
|---|---|---|
| ① | 血液濾過器入口までの回路の折れや捻れ | 動脈側回路の確認 |
| ② | 血液濾過器動脈側の凝固 | 回路交換 |
| ③ | 透析液廃液ラインの折れや捻れ | 透析液廃液ラインの確認 |

# (6) シリンジ過負荷警報

**原因**

　シリンジラインの閉塞やシリンジ内の抗凝固薬剤がなくなったときに発生する。

**対処**

　シリンジラインにクランプや鉗子などの外し忘れがないか、同ラインに詰まりがないかを確認する（**図 65**、**表 17**）。シリンジ内の抗凝固薬剤がなくなっている場合は［対処方法］を押し、ガイダンスに従って対処を行う。対処後に［解除］を押す。

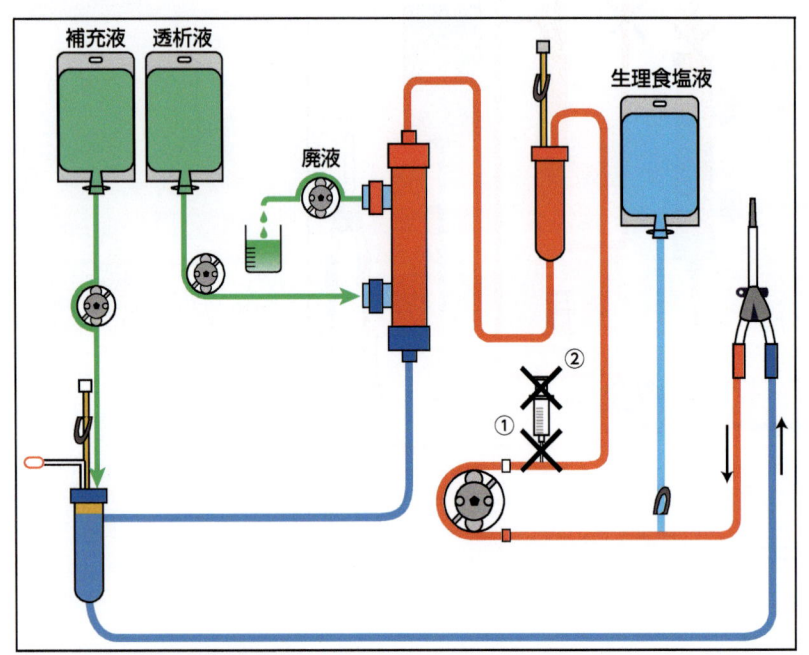

図65. シリンジ過負荷警報の原因

**表 17. シリンジ過負荷警報の原因と対処**

| | 原因 | 対処 |
|---|---|---|
| ① | クランプや鉗子の外し忘れ | クランプや鉗子を外す |
| | シリンジラインの詰まり | シリンジラインの確認 |
| ② | 抗凝固薬剤の不足 | 抗凝固薬剤の交換 |

## (7) 気泡検知警報

**原因**

気泡検知器で気泡を検出したときに発生する。

**対処**

気泡の有無を確認した後に（**図66、表18**）、［対処方法］を押し、ガイダンスに従って対処を行う。対処後［解除］を押す。

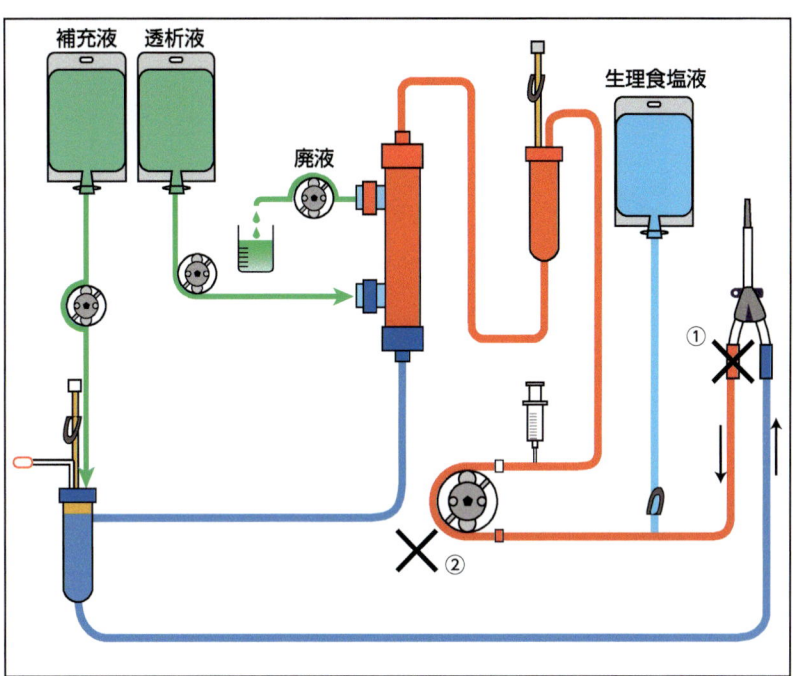

図66. 気泡検知警報の原因

表 18. 気泡検知警報の原因と対処

| | 原因 | 対処 |
|---|---|---|
| ① | バスキュラーアクセス動脈側の外れ | 接続確認 |
| ② | 回路破損 | 回路交換 |

## (8) 透析液／補液空警報

**原因**

透析液／補液空検知器が気泡を検出したときに発生する。

**対処**

空検出器が正しく回路に装着されているかを確認する（**図67**）。バッグが空であれば、バッグを交換する（**図68、表19**）。対処後に［解除］を押す。

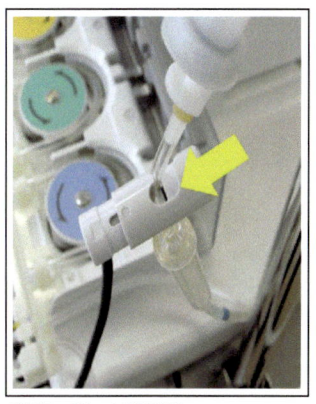

図67. 誤った装着例

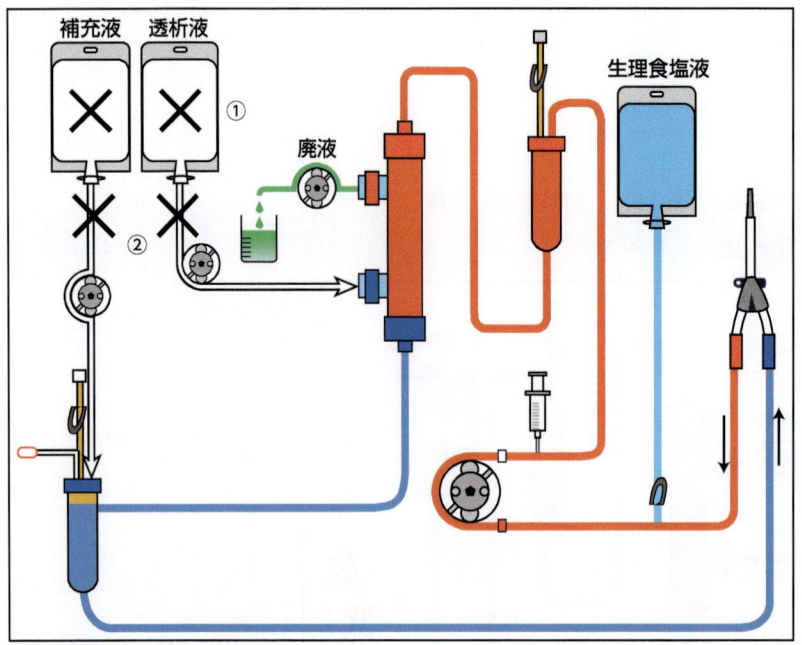

図68. 透析液／補液空警報の原因

表19. 透析液／補液空警報の原因と対処

| | 原因 | 対処 |
|---|---|---|
| ① | 透析液／補充液バッグが空 | 透析液／補充液バッグを交換 |
| ② | 気泡検知器が正しく装着されていない | 気泡検知器を正しく装着 |

## ❻ 血液透析濾過療法の終了と返血

① ［回収］を押し、血液ポンプを停止する。動脈側クランプを閉じ、緊急補液ラインを開ける（**図69**）。

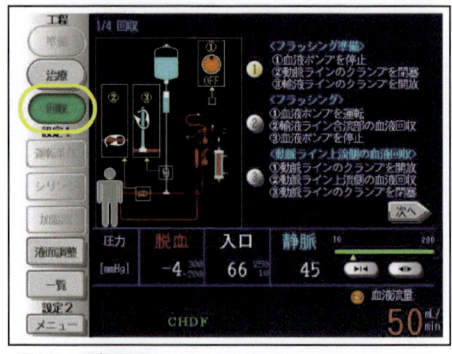

図69. 回収画面

②血液ポンプを運転し、生理食塩液が緊急補液ラインから血液ポンプ側へ流れたことを確認して、血液ポンプを停止する（**図70**）。

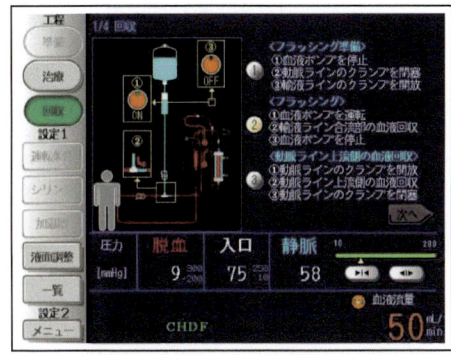

図70．フラッシング

③画面の指示に従い、動脈側ライン上流の血液を返血して［次へ］を押す（**図71**）。

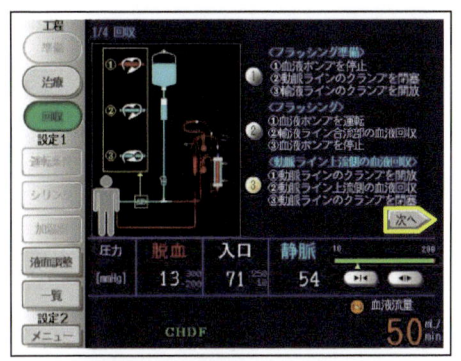

図71．動脈側ラインの返血

④目標血液回収量を設定して血液ポンプを運転する（**図72**）。「目標血液回収量達成」の報知と同時に血液ポンプが自動停止したら、［解除］を押す。

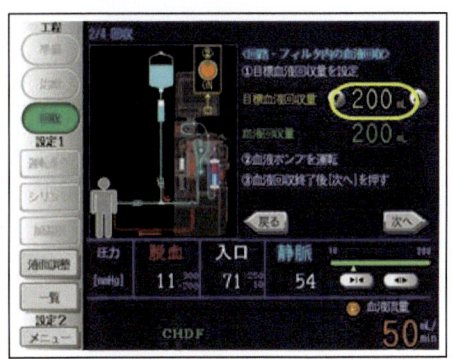

図72．目標血液回収量の設定

⑤［次へ］を押す（**図73**）。追加で返血したい場合は追加で返血を行う。

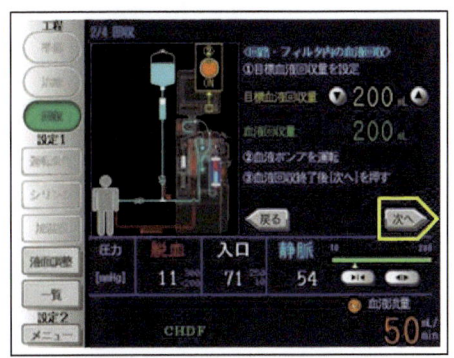

図73．返血完了画面

⑥バスキュラーアクセスから回路を外し、[液抜き]を押す（**図74**）。

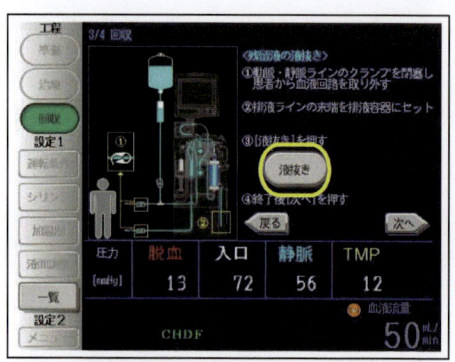

図74. 液抜きの開始

⑦終了が表示されたら［次へ］を押す（**図75**）。

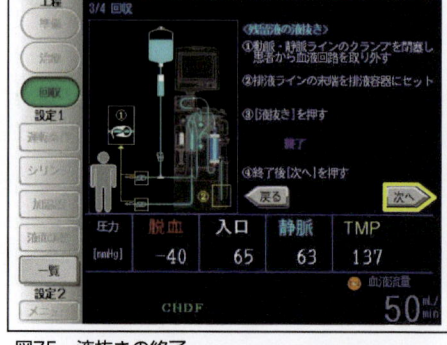

図75. 液抜きの終了

⑧［回路破棄］を押し、血液回路・血液濾過器の破棄を行う（**図76**）。使用済みの血液回路、血液濾過器は残血が漏出しないように密閉し、感染性廃棄物として施設の基準に従って廃棄する。

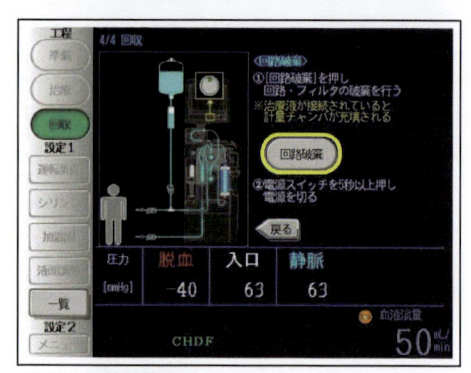

図76. 回路の破棄

**学習参考文献**

1）透析療法合同専門委員会編. 血液浄化療法ハンドブック 2017, 東京, 協同医書出版社, 2017.

**引用参考文献**

1）峰島三千男ほか. 2016 年版透析液水質基準. 透析会誌 49（11）, 2016, 697-725.
2）Panichi V, et al. Chronic inflammation and mortality in hemodialysis:effect of different renal replacement therapies. Results from the RISCVID study. Nephrol Dial Transplant 23（7）, 2008, 2337-2343.
3）Carracedo J, et al. Onlinehemodiafiltration reduces the proinflammatory CD14+CD16+monocyte-derived dendritic cells: A prospective,crossover study. J Am Soc Nephrol 17（8）, 2006, 2315-2321.
4）日機装株式会社（株）多用途透析用監視装置　DCS-100NX　取扱説明書
5）旭化成メディカル株式会社（株）血液浄化装置　ACH-Σ　取扱説明書

## 急性血液浄化療法における血液透析器または血液透析濾過器の操作および管理

### 到達目標

・医師の指示のもと、手順書により、身体所見（血圧、体重の変化、心電図モニター所見など）、検査結果〔動脈血液ガス分析、血中尿素窒素（BUN）、カリウム値など〕および循環動態などが医師から指示された病状の範囲にあることを確認し、急性血液浄化療法における血液透析器または血液透析濾過装置の操作および管理を行う。

**1** 急性血液浄化療法に関する局所解剖

**2** 急性血液浄化療法を要する主要疾患の病態生理

**3** 急性血液浄化療法を要する主要疾患のフィジカルアセスメント

**4** 急性血液浄化療法における透析の目的

**5** 急性血液浄化療法に係る透析の適応と禁忌

**6** 急性血液浄化療法に伴うリスク（有害事象とその対策など）

**演習事例** 血液透析（HD）療法中の患者の身体所見とアセスメント

# 1 急性血液浄化療法に関する局所解剖

## Point ✏

血液浄化療法は腎臓の機能を代替する治療法であるため、まず基本的知識として正常な腎臓の構造・機能を復習する。また急性血液浄化療法を行う際には、バスキュラーアクセスとして短期留置型カテーテルが用いられる。このためカテーテル留置部位の解剖学的特徴やカテーテル自体の構造も理解しておく必要がある。

## 腎臓

### 1 腎臓の構造

　腎臓は後腹壁の壁側腹膜より後方にある後腹膜臓器であり、高さは第 11 胸椎～第 3 腰椎の間に位置する。右腎は肝臓の直下にあるため、左腎よりやや低い位置にある。長径 10 ～ 12cm、短径 5 ～ 7cm、厚さ 3 ～ 4cm で、重さは 120 ～ 150g である。

　大動脈から分岐した腎動脈は腎門部より腎臓に入り、葉間動脈、弓状動脈、小葉間動脈と枝分かれする。小葉間動脈からは輸入細動脈が分岐し、これがボウマン嚢内で糸球体毛細血管網を形成した後に輸出細動脈となり、再び皮質の尿細管の周囲で毛細血管網をつくり、小葉間静脈に集まる（**図 1**）。

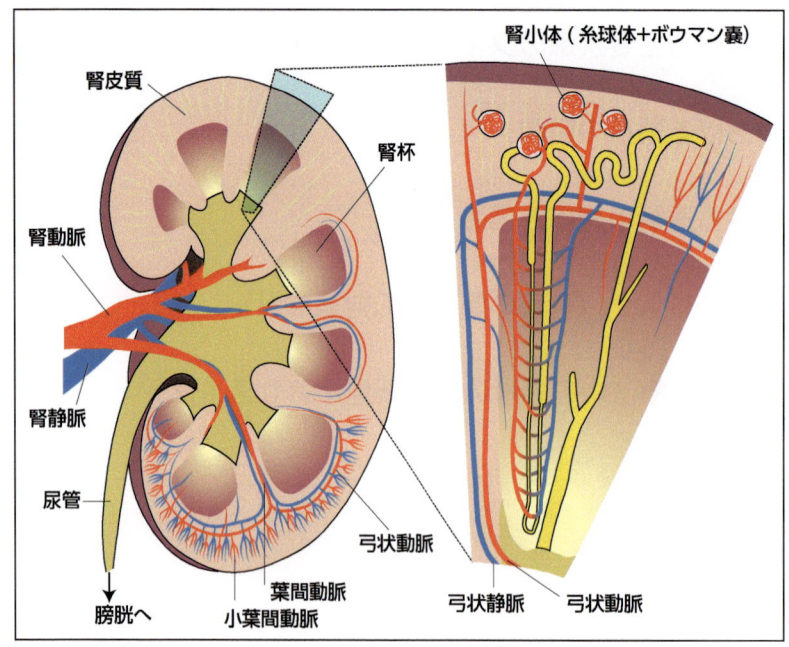

図1. 腎臓の構造

糸球体毛細血管網はボウマン嚢に包まれており、ボウマン嚢は尿細管へとつながる。尿細管は近位尿細管からヘンレのループを経て遠位尿細管となり、集合管に達する（**図2**）。この糸球体・ボウマン嚢から遠位尿細管までが腎臓の機能的・構造的な基本単位であり、ネフロンと呼ばれる。ネフロンは左右の腎臓にそれぞれ約100万個あり、腎臓はネフロンの集合体といえる。

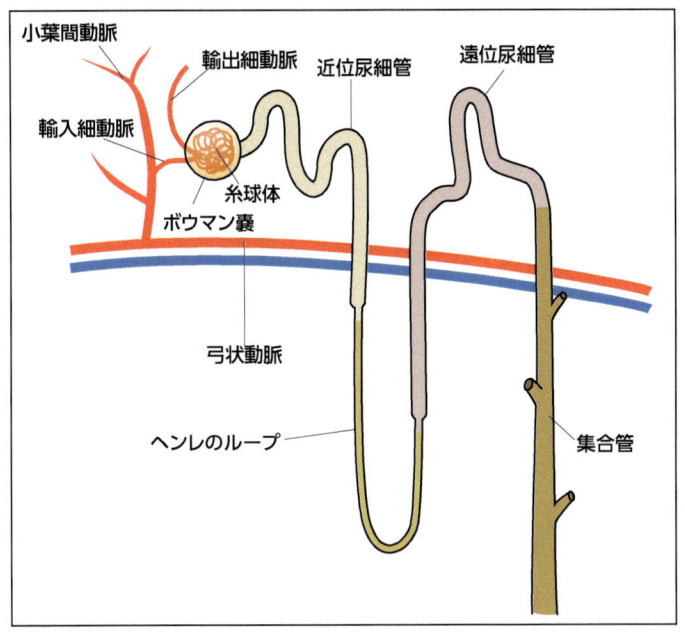

図2. ネフロンの構造

## ❷ ネフロンの各部位の働き

### （1）糸球体

　糸球体毛細血管は輸入細動脈と輸出細動脈に挟まれているため、末梢組織の毛細血管にかかる血圧（22mmHg）と比べてはるかに高い血圧（50mmHg）がかかっている。この血圧によって血漿成分のうち、毛細血管壁にある小孔を通過できる物質は糸球体毛細血管からボウマン腔へ限外濾過され、原尿となる。糸球体を通過する血漿のうち、濾過されて原尿となる比率、すなわち濾過率（filtration fraction：FF）は通常20%である。また、両腎の全ネフロンで1分間に血漿を濾過して生成した原尿の量が糸球体濾過量（glomerular filtration rate：GFR）であり、日常臨床では腎機能の指標として用いられる。腎臓は血流の豊富な臓器であり、腎血流量（renal blood flow：RBF）は心拍出量（5L/min）の20%、1,000 mL/min にも達する。また、血液のうち、血球成分の比率がヘマトクリット（Hct）であるから、残りの血漿成分は（100 − Hct）% となる。健常者ではヘマトクリットは約50%であるから、血漿成分も50%となる。すなわち、腎血漿流量（renal plasma flow：RPF）は、RBF ×（1 − Hct）＝ RPF で計算され、1,000mL/min × 0.5 ＝ 500mL/

min、となる。GFR は上記説明より、RPF × FF = GFR で計算されるため、正常では 500 × 0.2 = 100mL/min となる。

## （2）近位尿細管

　近位尿細管では原尿中の水や電解質（$Na^+$、$K^+$、$Ca^{2+}$）、リン酸、重炭酸の大部分（70%）が再吸収される。またブドウ糖やアミノ酸、ビタミン、濾過された小分子蛋白質はほぼ 100% が再吸収される。しかし、例えばブドウ糖の場合、血糖値が高くなると糸球体で濾過されるブドウ糖の量も多くなってしまう。原尿中のブドウ糖の量が近位尿細管での再吸収の限度を超えてしまうと、尿糖として排泄されることとなる。ほかに近位尿細管では水素イオンやアンモニア、尿酸などが分泌される（捨てられる）。

## （3）ヘンレのループ

　ヘンレのループでは水と $Na^+$ の再吸収が行われる。下行脚では間質の浸透圧により髄質に進むほど尿中の水分が再吸収され、尿の浸透圧が上昇する（尿が濃くなる）。一方、上行脚では水の透過性が低くナトリウムの透過性が高いため、皮質に向かうほど尿の浸透圧は低下し、遠位尿細管に達した時点では低張尿となる（尿が薄くなる）。

## （4）遠位尿細管

　遠位尿細管では、アルドステロンの作用によって $Na^+$ の再吸収・$K^+$ や $H^+$ の排泄が行われる。

## （5）集合管

　バゾプレシン（抗利尿ホルモン、anti-diuretic hormone：ADH）の働きによって水が再吸収され、尿量の最終調整が行われる。最終的に糸球体で濾過された原尿のわずか 1% が尿として排出される。

## バスキュラーアクセス

### ❶ バスキュラーアクセスの概要

　体外循環を伴う血液浄化療法には血液の出し入れを行うためのバスキュラーアクセスが必須である。内シャントなどが作製されている慢性血液透析患者と異なり、急性血液浄化療法が行われる患者の場合には緊急的（一時的）なバスキュラーアクセスとして中心静脈カテーテルが留置される。中心静脈（上大静脈、下大静脈）路の確保には、鎖骨下静脈、内頚静脈、大腿静脈のいずれかを選択する。しかし、点滴や静脈注射を目的とする場合と異なり、通常、バスキュ

ラーアクセスとして鎖骨下静脈は使用しない。これは動脈誤穿刺や気胸などの合併症に加え、静脈狭窄をきたしやすく[1]、その後にシャント作製が必要となった場合に静脈高血圧を招くためである。

## ② 内頚静脈

　内頚静脈は総頚動脈の前外側を走行し、胸鎖乳突筋の胸骨頭と鎖骨頭の間を通って鎖骨下静脈へ合流し、腕頭静脈、上大静脈へつながる（**図3**）。右頚部では内頚静脈から腕頭静脈、上大静脈とほぼ直線状となっており、カテーテルの挿入が行いやすい。胸管は左内頚静脈と鎖骨下静脈の合流部（左静脈角）に注いでいる。カテーテル挿入時に胸管を損傷するとリンパ漏となる可能性があるため、通常、左側からの挿入は行われない。うっ血性心不全の場合を除き、血管拡張を促す目的と空気塞栓の予防のために 10 ～ 15°の**トレンデレンブルグ体位**で留置を行う[2]。カテーテルの先端は、上大静脈もしくは上大静脈と右心房の接合部付近となるのが望ましい。

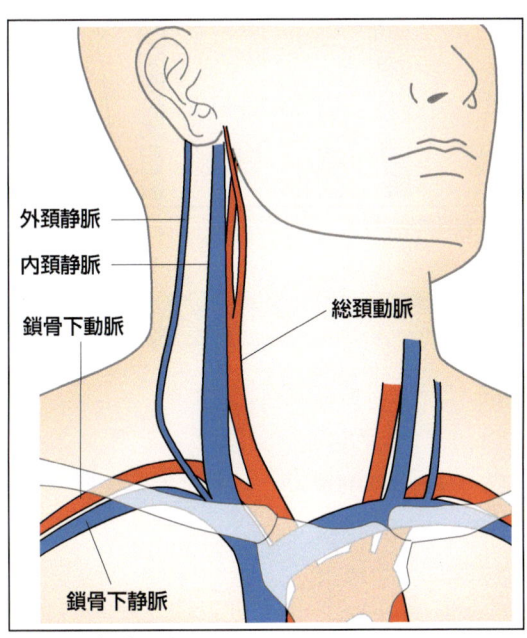

外頚静脈
内頚静脈
鎖骨下動脈
総頚動脈
鎖骨下静脈

図3. 内頚静脈の走行

## ③ 大腿静脈

　鼠径靭帯より頭側は腹腔内となるため、鼠径靭帯より末梢の大腿三角部で穿刺を行う。この部位では内側より大腿静脈、大腿動脈、大腿神経の順に並行している（**図4**）が、静脈が動脈の背側を走行している場合もある。鼠径靭帯の直下には約 2/3 の症例で静脈弁があり、穿刺できてもカテーテルの挿入は困難な場合がある。左総腸骨静脈は右総腸骨動脈と交差するため（**図5**）、動脈による圧迫で内腔の狭窄や血栓形成をきたしている場合があることから、大腿

静脈で留置する場合には右側を優先する。なお大腿静脈路の場合、短いと血液の再循環が起こりやすく、これを防ぐためには 19cm 以上が望ましい[3]。

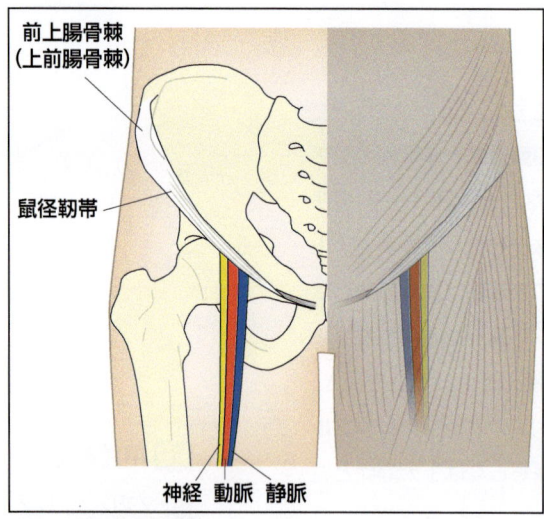

図4. 大腿三角部の解剖

前上腸骨棘
（上前腸骨棘）

鼠径靭帯

神経　動脈　静脈

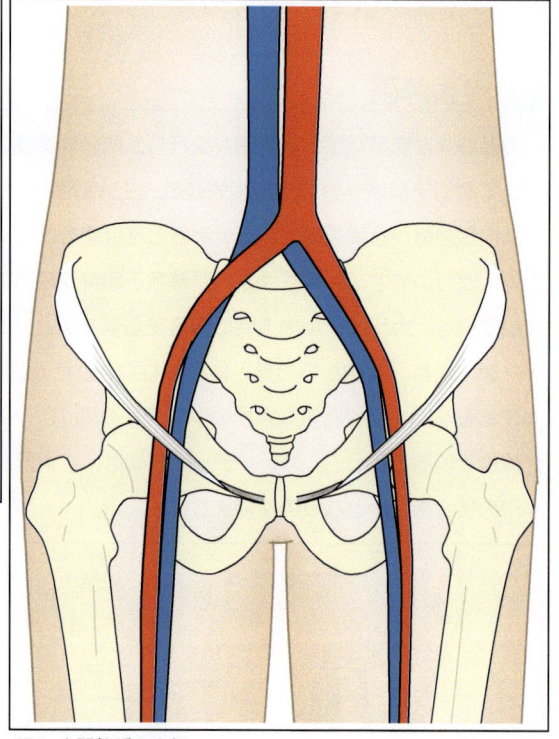

図5. 大腿静脈の走行

## ブラッドアクセスカテーテルの構造

　断面によって隔壁二層型（ダブルアクシャル）と同軸二層型（コアクシャル）に分けられる。また脱血孔がカテーテル先端（エンドホール）かカテーテルの側面（サイドホール）にあるかでも分類される（**図6**）。エンドホールの特徴として、安定した血流を確保できる、血栓の除去が容易であるという利点の反面、逆接続の場合に再循環率が高い。サイドホール型は、血管壁にへばりつきやすく脱血不良を招きやすい、血栓の除去が困難であるものの逆接続の場合にも再循環率が低い、という利点がある。

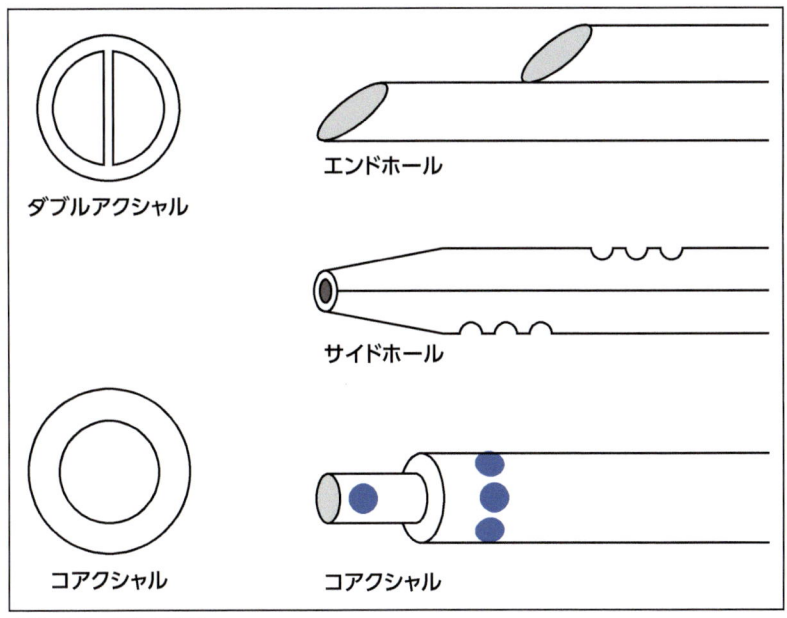

図6. カテーテルの種類

ダブルアクシャル

エンドホール

サイドホール

コアクシャル

コアクシャル

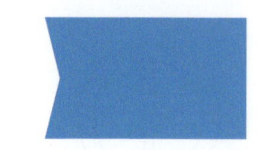

# 2 急性血液浄化療法を要する 主要疾患の病態生理

## Point ✎

急性血液浄化療法の適応病態として主たるものは腎補助を目的とする renal indication であるが、その他、中毒、急性肝不全、自己免疫疾患にも適用されることがある。急性血液浄化療法の主な適応病態である AKI は腎性、腎前性、腎後性に分けて考えると病態の把握につながる。また AKI は障害部位、発生場所、患者背景によって予後が大きく左右されるため、迅速な検査および診断、詳細な病歴聴取を行い、的確な治療へと結びつけることが重要である。

　急性血液浄化療法の適応病態として、腎補助を目的とする renal indication と腎補助以外の目的で行う non-renal indication がある。この項では主として renal indication である AKI について述べる。現時点では non-renal indication への急性血液浄化療法の効果は明らかでないため、最後に簡単に述べるにとどめる。

## はじめに

　従来、急激な腎機能低下を呈する病態は急性腎不全（acute renal failure：ARF）と表現され、複数の基準により診断・分類されていたが、2004 年に Acute Dialysis Quality Initiative（ADQI）によって RIFLE 基準が発表された[4]。同年、the Acute Kidney Injury Network（AKIN）が ARF という用語に代わり、より早期の段階の腎障害を含めた acute kidney injury（AKI）という用語の概念を提唱し、2007 年に RIFLE 基準の修正版にあたる AKIN 基準を提唱した[5]。

　2012 年には、Kidney Disease Improving Global Outcomes（KDIGO）がこれまでのエビデンスをまとめた AKI 診療ガイドラインを発表し、さらに RIFLE 基準と AKIN 基準を統合した KDIGO 基準を提唱した（**表 1**）[6]。わが国では「急性腎障害（AKI）診療ガイドライン 2016」[7] が AKI 診療に関連する各学会の共同で発表されている。

　AKI は腎に生じた障害であるが、全身性疾患（敗血症、多臓器不全など）に引き続き発生することも多く、全身の管理が必要となる場合が少なくない。

　AKI は障害部位（糸球体、尿細管間質、尿路）、発生場所（院内、院外）、患者背景（高齢、基礎疾患、腎障害の可能性がある薬物使用などの既存リスク、

心臓手術などの高度侵襲手術、敗血症、造影剤使用などの新規エピソード）によって予後が大きく左右される。

　AKI の原因を鑑別する際に腎性、腎前性、腎後性に分けて考えると病態の把握につながる（**表2**）。また、腎性 AKI を惹起する病因として「虚血 ischemia」「炎症（inflammation）」「毒性物質（toxic injury）」がある。これらの病因が単一または複数で腎に影響を及ぼすことで急性尿細管障害が生じる（**図7**）。

## 表1. AKI の定義とステージ分類：KDIGO の定義と病期分類

| 次のうちいずれかを満たすもの<br>・Scr が 48 時間以内に 0.3mg/dL（26.5mol/L）以上増加<br>・7 日以内に SCr が 1.5 倍に増加<br>・0.5mL/kg・hr 未満の尿量が 6 時間続く | |
|---|---|
| **KDIGO の AKI の病期分類** | |
| 病期 | 血清クレアチニン | 尿量 |
| 1 | 基礎値の 1.5 〜 1.9 倍または ≧ 0.3mg/dL の増加 | 6 〜 12 時間で <0.5mL/kg/hr |
| 2 | 基礎値の 2.0 〜 2.9 倍 | 12 時間以上で <0.5mL/kg/hr |
| 3 | 基礎値の 3 倍または≧4.0mg/dL の増加または腎代替療法の開始または、18 歳未満の患者では eGFR<35mL/min/1.73m$^2$ の低下 | 24 時間以上で <0.3mL/kg/hr または 12 時間以上の無尿 |

Kellum JA, et al. KDIGO Clinical Practice Guideline for Acute Kidney Injury. Kidney Int Suppl. 2, 2012, 1-138より引用

## 表2. AKI の分類と主な原因

| | | |
|---|---|---|
| **有効循環血液量の減少**<br>　出血、脱水（下痢、嘔吐、過多発汗など）<br>**心拍出量減少**<br>　心機能低下（心筋梗塞、重症弁膜症、心タンポナーデなど）<br>**大血管障害**<br>　大動脈解離、腎動脈梗塞、腎静脈血栓症<br>**腎血行動態の異常**<br>　肝腎症候群、NSAIDs、RASIs | **血管性障害**<br>　血管炎、DIC、TTP/HUS、コレステロール塞栓症、悪性高血圧<br>**糸球体障害**<br>　AGN、RPGN、ループス腎炎、ANCA 関連血管炎、結節性多発性動脈炎など<br>**尿細管・間質障害**<br>　急性間質性腎炎、急性尿細管壊死（薬剤性、横紋筋融解症など）、敗血症、悪性腫瘍、慢性腎盂腎炎の急性増悪など | 両側尿管・膀胱・尿道の閉塞（腫瘍、結石、凝血塊、周囲組織の圧迫）、神経因性膀胱など |

NSAIDs：非ステロイド系抗炎症薬、RASIs：レニン・アンジオテンシン系阻害薬、DIC：播種性血管内凝固症候群、TTP：血栓性血小板減少性紫斑病、HUS：溶血性尿毒症症候群、AGN：急性糸球体腎炎、RPGN：急速進行性糸球体腎炎。

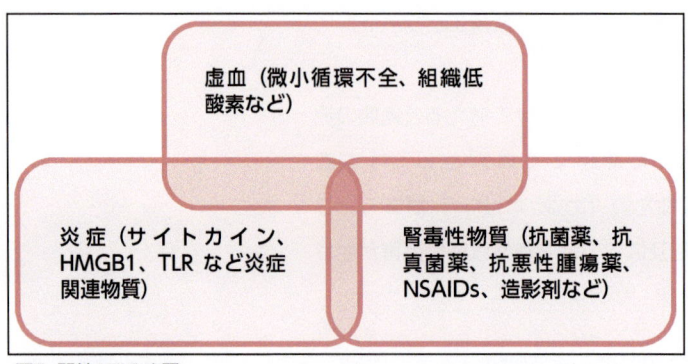

図7. 腎性AKIの病因

## 急性腎障害（AKI）

### ❶ 原因発生部位による分類（表2）

#### （1）腎前性AKI

腎前性 AKI は体液量や心拍出量の減少または低血圧などが原因で腎灌流量や腎灌流圧が低下し、GFR が低下する機能的腎障害である。すなわち腎灌流の自動調節機構〔交感神経系、レニン・アンジオテンシン・アルドステロン (renin-angiotensin-aldosterone：RAA) 系、抗利尿ホルモン、尿細管糸球体フィードバックなど〕で調整できないような循環血液量減少や血圧低下が生じて GFR が減少して起こる。そのため腎灌流が早期に回復すれば GFR も改善するが、回復が遅れると腎実質自体の器質的障害へと進展し、腎性 AKI へ移行する。しかし明らかな低血圧がない、または軽度の血圧低下の場合でも GFR が著しく低下して AKI を生じる場合がある。これが正常血圧性虚血性 AKI と呼ばれる病態である。

#### （2）腎性AKI

腎性 AKI は腎実質の器質的障害によって GFR が低下した病態である。障害部位により血管性障害、糸球体障害、尿細管・間質性障害に分けられる。

血管性障害 AKI の原因として **ANCA 関連型血管炎**や免疫複合体小型血管炎などの血管炎、細小動脈や糸球体のフィブリノイド壊死、弓状〜小葉間動脈内膜肥厚による内腔狭窄をきたす悪性高血圧、微小血管内に血栓形成をもたらす播 種 性 血 管 内 凝 固 症 候 群 (disseminated intravascular coagulation：DIC)、血栓性微小血管症を呈する血栓性血小板減少性紫斑病 (thrombotic thrombocytopenic purpura：TTP) ／溶血性尿毒症症候群 (hemolytic uremic syndrome：HUS) などがあげられる。

糸球体障害 AKI は蛋白尿が高度であるのが特徴で、尿からのアルブミン喪失に起因する低アルブミン血症、すなわち血管内膠質浸透圧低下による腎血流低下と、糸球体で濾過された多量の蛋白質の尿細管再吸収が腎への負担をもた

らすことが原因と考えられている。

　尿細管・間質性障害AKIは腎毒性物質、敗血症、炎症、多発性骨髄腫、白血病や悪性リンパ腫など悪性血液疾患などが原因で起こる。

　腎毒性物質として外因性のものは薬物〔抗菌薬、抗悪性腫瘍薬、造影剤、非ステロイド系抗炎症薬（non-steroidal anti-inflammatory drugs：NSAIDs）など〕が多い[8]。内因性のものとしてシュウ酸、尿酸、ミオグロビン、カルシウムなどが結晶を形成し、尿細管に閉塞性障害を及ぼす。

　炎症としては全身性エリテマトーデスやシェーグレン症候群からの間質性腎炎、感染による急性腎盂腎炎があげられる。炎症によって尿細管上皮細胞に炎症細胞（樹状細胞、好中球、NK細胞、マクロファージなど）が遊走・浸潤、炎症性サイトカイン分泌により、最終的に円柱形性による尿細管閉塞が生じる[9]。

　多発性骨髄腫は腫瘍が産生する免疫グロブリン軽鎖が糸球体で濾過され、さらに尿先間で分泌された **Tamm-Horsfall蛋白** と結合して円柱を形成し、遠位尿細管を閉塞するためAKIを惹起する。白血病や悪性リンパ腫は腎への浸潤でAKIを引き起こす[10]。また悪性腫瘍に対して化学療法や放射線療法を行った後、腫瘍が急速に崩壊して起こる腫瘍崩壊症候群は腫瘍細胞内の核酸、リン、カリウムが血液中に大量に流出し発症する。核酸から形成され尿酸は尿細管で結晶を形成し、閉塞を起こす。

## （3）腎後性AKI

　腎後性AKIは両側性の尿路狭窄または閉塞が原因で生じる。もともと、片側腎に高度の機能障害があれば、もう一方に狭窄または閉塞が生じればAKIを発症する。また狭窄や閉塞など尿路の器質的障害がなくとも、重症の神経因性膀胱があればAKIの原因になりうる。数日のうちに尿の通過障害が解除されれば腎機能は早期に回復するが、時機を逸すると腎実質の線維化に進展し、機能低下は非可逆性となる。

## ❷ 原因病態による分類

　先に述べたような障害部位によるAKIの分類とは別に、原因病態によってAKIを理解することも診療に役立つ。

## （1）虚血性AKI

　虚血性AKIは何らかの原因で腎の血流障害が起こり、部分的または広範囲の尿細管障害または壊死が引き起こされた結果生じる。健常者は平均動脈圧が65mmHg以上あればGFRは保たれているが、動脈硬化が進展していると血圧が正常範囲内にとどまっている程度の体液量減少や降圧薬の服用でも、腎灌

📖 **用語解説**

**Tamm-Horsfall蛋白**（たんぱく）

ウロモジュリンとも呼ばれる分子量85kDaの糖蛋白質。ヘンレのループ上行脚と遠位尿細管のネフロンで産生される。サイトカインと相互作用し細胞接着やシグナル伝達を調節する。また、カルシウムの結晶化を阻害することにより、尿路結石の形成を防いでいると考えられている。さらに、*E. coli* などの尿路疾患性細菌による尿路感染症から保護する役割もある。

流が維持困難となって虚血性 AKI を惹起することがある。NSAIDs は輸入細動脈の拡張を制御しているプロスタグランディンを抑制することによって、レニン・アンジオテンシン系阻害薬（renin-angiotensin system inhibitors：RASIs）は輸出細動脈の収縮を制御しているアンジオテンシンⅡを阻害することで GFR を低下させ、正常血圧性虚血性 AKI を惹起させる。

## （2）腎毒性AKI

　腎は体内で産生された、あるいは体外から吸収された種々の代謝産物、化学物質、薬物を濃縮・排泄するため、障害を受ける機会が多い。その理由として①血流量が豊富なため薬物などの到達量が多い、②尿細管上皮の細胞膜に薬物輸送系が存在するため、尿細管上皮に取り込まれやすい、③尿細管腔内で原尿の pH の変化による薬物非解離型の増加が起こると、受動拡散による薬物の上皮細胞内への移行が促進されやすい、④尿細管腔内への薬物分泌と原尿濃縮が起こると薬物濃度が毒性域に達しやすい、ことなどがあげられる。「薬剤性腎障害診療ガイドライン 2016」では発症機序に基づき、①中毒性腎障害、および②アレルギー機序による急性間質性腎炎（過敏性腎障害）、③薬剤による電解質異常、RBF 減少などを介した間接毒性、④薬剤による結晶形成、結石形成による尿路閉塞性腎障害に分類している。また腎の障害部位に基づき、①薬剤性糸球体障害、②薬剤性尿細管障害、③薬剤性腎間質障害、④薬剤性腎血管障害に分類することも可能である。

　**表 3** に、発症機序による薬剤性 AKI の主な臨床病型、病態と原因薬剤を示す。

## （3）敗血症性AKI

　敗血症は 2016 年 2 月に発表された「The Third International Consensus Definitions for Sepsis and Septic Shock（Sepsis-3）」で「感染症によって重篤な臓器障害が引き起こされる状態」と新しく定義され[11]、わが国の「日本版敗血症診療ガイドライン 2016」もこれに準じている[12]。敗血症は、感染に対する生体反応が調節不能な病態であり、生命を脅かす臓器障害を導く。また、敗血症性ショックは敗血症の一分症であり、「急性循環不全により細胞障害および代謝異常が重度となり、死亡率を増加させる可能性のある状態」として区分し、具体的には輸液蘇生をしても平均動脈血圧 65mmHg 以上を保つのに血管収縮薬を必要とし、かつ血清乳酸値 2mmol/L（18 mg/dL）を超える病態とする（**表 4**）。

　敗血症による GFR の低下は必ずしも RBF 減少が原因で起こるものではなく、輸出細動脈の血管拡張による糸球体濾過圧減少が関与していると考えられている[13]（**図 8**）。

## 表 3. 発症機序による薬剤性 AKI の主な臨床病型，病態と原因薬剤

| 発症機序 | 主な臨床病型 | 病態 | 主要薬剤 |
|---|---|---|---|
| 中毒性 | 急性腎障害，慢性腎不全 | 尿細管毒性物質による急性尿細管壊死，尿細管萎縮 | アミノグリコシド系抗菌薬，白金製剤，ヨード造影剤，バンコマイシン，コリスチン，浸透圧製剤 |
| | 急性腎障害 | 血栓性微小血管症 | カルシニューリン阻害薬，マイトマイシン C |
| アレルギー・免疫学的機序 | 急性腎障害 | 急性尿細管間質性腎炎 | 抗菌薬，$H_2$ ブロッカー，NSAIDs など多数 |
| | 急性腎障害～慢性腎不全 | 半月体形成性腎炎 | D-ペニシラミン，ブシラミン |
| | ANCA 関連血管炎 | プロピルチオウラシル，アロプリノール，D-ペニシラミン |
| 間接毒性 | 急性腎障害 | 腎血流量の低下，脱水／血圧低下に併発する急性尿細管障害 | NSAIDs，RASls（ACEI，ARB，抗アルドステロン薬） |
| | | 腎血流障害の遷延による急性ARB，抗アルドステロン薬，尿細管壊死 | |
| | | 横紋筋融解症による尿細管障害→尿細管壊死 | 各種向精神薬，スタチン，フィブラート系薬 |
| 尿路閉塞性 | 急性腎障害，水腎症 | 過剰なプリン体生成の結果，尿酸結石による閉塞 | 抗悪性腫瘍薬による腫瘍崩壊症候群 |
| | 急性腎障害 | 結晶形成性薬剤による尿細管閉塞 | 溶解度の低い抗ウイルス薬，抗菌薬の一部，トピラマート |

ARB：アンジオテンシンⅡ（AⅡ）受容体拮抗薬
厚生労働省科学研究費補助金平成27年度日本医療開発機構腎疾患実用化研究事業「慢性腎臓病の進行を促進する薬剤等による腎障害の早期診断法と治療法の開発」薬剤性腎障害の診療ガイドライン作成委員会. 薬剤性腎障害診療ガイドライン2016. 日腎会誌. 58（4），2016，477-555 より引用・改変

## 表 4. 新たな敗血症・敗血症性ショックの定義、診断基準

| | 敗血症 | 敗血症性ショック |
|---|---|---|
| 定義 | 感染症によって重篤な臓器障害が引き起こされる状態 | 急性循環不全により細胞障害および代謝異常が重度となり，死亡率を増加させる可能性のある状態 |
| 診断基準 | 感染症もしくは感染症の疑いがあり，かつ SOFA スコア合計 2 点以上の急上昇により診断する | 輸液蘇生をしても平均動脈血圧 65 mmHg 以上を保つのに血管収縮薬を必要とし，かつ血清乳酸値 2mmol/L（18mg/dL）を超える病態とする |

Bellomo R, et al. Septic acute kidney injury：new concepts. Nepron EXP Nephrrol. 109 (4), 2008, e95-100より引用

敗血症など全身性炎症の際に産生されるサイトカインなどの炎症関連物質（炎症性メディエータ）は糸球体で濾過され尿細管上皮を障害し、さらに炎症が周囲に波及すれば尿細管周囲毛細血管の血流低下、酸素供給の低下、活性化白血球の暴露時間延長が惹起され、さらに炎症は進展し AKI を惹起する[14]。このため敗血症患者に対して炎症性メディエータ除去を目的として、早期に血液浄化療法を導入することは有用とされている。

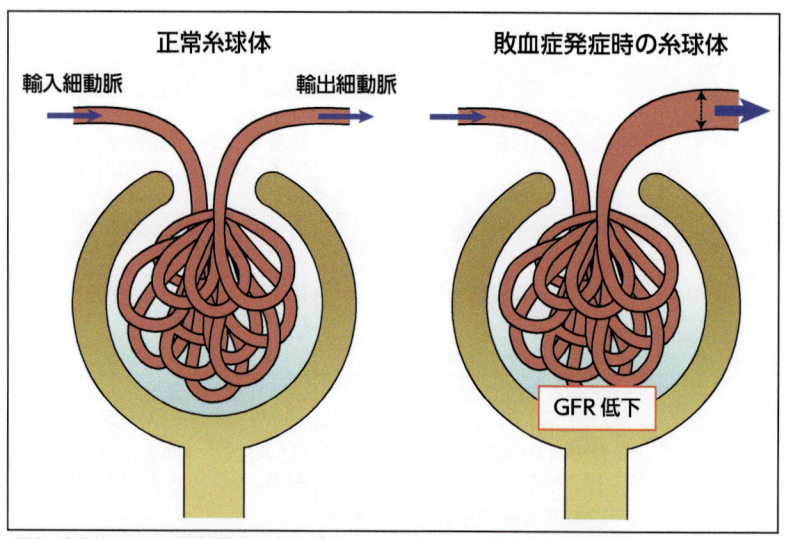

図8. 敗血症AKIのGFR低下のメカニズム
敗血症AKIでは、必ずしも腎血流量減少が原因ではなく、輸出細動脈の血管拡張による糸球体濾過圧減少が関与していると考えられている。

## (4) 手術後AKI

　近年、周術期患者の高齢化、糖尿病、心血管病変をはじめとする併存疾患など術後 AKI 発症のリスクファクターを有する患者が多い。また心臓手術は外科手術の中でも AKI 発症のリスクが高いことが報告されている[15]。手術侵襲が加わると交感神経―副腎皮質系、抗利尿ホルモン、RAA 系が賦活化され、水分やナトリウムが体内に貯留し、術前リスクファクターを有する患者は術後 AKI を発症する可能性がある。また周術期に人工呼吸器を装着し、陽圧換気や PEEP（呼気終末陽圧）をかけることで胸腔内圧が上昇することで静脈還流量が低下する。これにより、心拍出量が低下し RBF が減少する。

## (5) 血栓性微小血管症によるAKI

　血栓性微小血管症（thrombotic microangiopathy：TMA）は発症原因によって TTP、HUS、非典型 HUS（atypical HUS：aHUS）に分けられる。

　TTP はフォン・ヴィレブランド因子 (von Willebrand factor：VWF) の特異的切断酵素の活性低下によって起こる。HUS では腸管出血性大腸菌 (enterohemorrhagic *Escherichia coli*：EHEC) が産生する志賀毒素 (Shiga toxin:ST) によって起こる STEC-HUS が代表的なものであり、小児の HUS の約 90％を占める。また EHEC 感染以外の原因で起こる HUS が aHUS であるが、「非典型溶血性尿毒症症候群 (aHUS) ガイドライン 2015」[16] では補体制御異常による aHUS のみを「aHUS」または「補体関連 HUS」、TMA の原因となる他の病態による TMA を「二次性 TMA（その他の TMA）」と定義した。

　これらの原因で発症する TMA の基本病態は、微小血管（毛細血管、細動脈）の血管内皮細胞障害である。

TTP では腎糸球体毛細血管係蹄の内皮障害と血栓がみられ、AKI を発症する。STEC-HUS では微小血管障害による腎性 AKI に加えて、高度の下痢による脱水や腎血流低下という腎前性要因も加わって重症化しやすい。

補体関連 HUS は補体制御因子の機能低下により補体系が過剰に活性化されることや、活性化因子の機能獲得変異の結果での過剰な活性化により血管内皮細胞や血小板表面の活性化をもたらし、微小血管内血栓形成により、①微小血管症性溶血性貧血、②消費性血小板減少、③微小血管内血小板血栓による AKI などの臓器機能障害を発症すると考えられる。

## 急性腎障害（AKI）以外の急性血液浄化療法を必要とする疾患（non-renal indication）

AKI 以外では、急性肝不全、重症急性膵炎、多臓器不全・敗血症などに急性血液浄化療法が行われることがある。

急性肝不全（acute liver failure：ALF）の診断基準では、肝機能障害に基づいてプロトロンビン時間が 40％以下ないしは INR 値 1.5 以上を示すものを「急性肝不全」と診断する、としている[17]。肝炎を伴うウイルス性 ALF は肝壊死が急速に広範囲に進展し、病勢が肝再生能を上回るため肝不全に至る。薬物中毒による ALF は薬物の直接的な肝障害が考えられる。

重症急性膵炎では種々の炎症性サイトカインが産生され、多臓器不全へと進展していく。また初期治療として十分な輸液を行うが、輸液に見合う利尿が得られないことで体液量過剰状態となり、腹腔内圧が亢進し腹部コンパートメント症候群をきたす。このような病態におけるサイトカイン除去や体液管理を目的として CHDF が行われる[18]。

# 3 急性血液浄化療法を要する主要疾患のフィジカルアセスメント

## Point ✎

AKI を疑う患者の身体所見をとるうえで最初に行うべきことは、循環動態、呼吸状態、意識レベル、病歴の把握を的確に行うことである。このことによりただちに行うべき検査とそれに引き続く適切な治療方法への道筋が得られる。

フィジカルアセスメントとは問診・視診・触診・聴診・打診などを通して、実際に患者の身体に触れながら、症状の把握や異常の早期発見を行うことである。「フィジカル（身体的な）」「アセスメント（情報を意図的に収集して判断する）」という言葉の意味を含む。

「急性血液浄化療法を要する主要疾患の病態生理」では AKI の概要について述べたが、本稿では、renal indication である AKI の病態把握に必要なフィジカルアセスメントと検査について述べる。

患者が AKI であると診断または疑う場合、生命維持の点で差し迫った危険性をもっているかどうか判断することが重要であり、迅速な診断・治療が腎機能の回復に必須である。このことから、AKI 患者の正確なフィジカルアセスメントと検査結果の評価は重要である。

## 症状・身体所見

### ① 体液量異常による症状

体重は体液量評価の重要な指標となる。数日内の急激な体重変化は体液量の変化を意味しており、従来の体重との比較を行う。体重の約 3％の減少（脱水）では脈拍数増加、さらに減少すると起立性低血圧や仰臥位でも低血圧となる[19]。また外頚静脈虚脱、前胸部皮膚ツルゴール低下や**毛細血管再充満時間**（blanch test）が 2 秒以上に延長するなども体液量減少の所見である。しかし、成人においては毛細血管充満時間や皮膚ツルゴールは体液量減少の有効な指標とはならないとの報告もある[20]。

逆に体液量過剰の場合、浮腫、外頚静脈怒張、呼吸困難、起坐呼吸が出現する。また聴診で心音奔馬性調律（ギャロップ）や肺湿性ラ音を認める。

📖 **用語解説**

もうさいけっかんさいじゅうまんじかん
**毛細血管再充満時間**

爪床を 5 秒間圧迫し解除後、爪床の赤みが回復するまでの時間。blanch test が 2 秒以上なら、脱水、ショックを疑う。2秒未満なら、循環に関しては問題ないと判断される。

## ② 尿毒症症状

AKI が進行すると上記症状のほかにも精神神経症状（易疲労感、頭痛、不眠、傾眠、痙攣）や消化器症状（食欲低下、悪心、嘔吐）がみられることがある。AKI のフィジカルアセスメントに必要な項目を下記に示す。

・意識レベル

・血圧、脈拍

・浮腫、皮膚ツルゴール低下の有無

・毛細血管再充満時間遅延の有無

・呼吸状態（様式、回数）

・消化器症状

・心音、呼吸音（奔馬性調律、湿性ラ音など）

・舌、口腔粘膜の乾燥の有無

・外頸静脈怒張または虚脱の有無

・数日内の急激な体重変化の有無

AKI が原因で意識障害をきたしている、体液量過剰で溢水が生じ呼吸不全や心不全を起こしている、などの症状があれば、タイミングを逃さずに血液浄化療法導入を検討すべきである（**表 5**）。

表 5. 緊急腎代替療法の適応

| |
|---|
| ・利尿薬に反応しない溢水 |
| ・高カリウム血症あるいは急速に血清カリウム濃度が上昇する場合 |
| ・尿毒症症状（心膜炎，原因不明の意識障害など） |
| ・重度代謝性アシドーシス |

## 病歴

AKI を疑う患者をみた場合、腎前性・腎性・腎後性の病態を念頭に置いて、病歴聴取を迅速かつ的確に行う。病歴聴取のポイントを**表 6** に示す。

既往歴、医療施設からの処方薬だけでなく市販薬も含めた最近の服薬歴、脱水につながるような症状の有無など、的確な病歴聴取を行うことで腎前性・腎性・腎後性いずれの AKI であるか、おおよその判断が可能となることが多い。

心臓手術は外科手術のなかでも AKI 発症のリスクが高いことが報告されている [15]。また心臓手術時に AKI を発症するリスクは加齢とともに上昇することが報告されている（オッズ比 1.022、95% CI：1.005 ～ 1.039）[21]。

本邦の AKI 診療ガイドライン [7] では、敗血症における AKI 発症リスクとして発症前腎機能低下、加齢、RASIs の使用などを発症リスクとして評価すべきである、とされている。

表 6. AKI 発症リスクファクター

| 既存のリスクファクターはないか？ | AKI 発症の新たな引き金はないか？ |
|---|---|
| ・高齢<br>・基礎疾患：<br>　慢性腎臓病、糖尿病、心血管障害、尿路系疾患、膠原病、悪性疾患<br>・腎障害を生じる可能性がある薬剤の使用：<br>　利尿薬、NSAIDs、RASIs、活性型ビタミン $D_3$、抗菌薬、抗悪性腫瘍薬、造影剤など | ・有効循環血液量の減少：<br>　下痢、嘔吐、経口摂取量減少、炎天下の作業、高度の出血、多量の体液ドレナージ<br>・侵襲の大きい手術：<br>　心臓手術、肝移植、大量輸血を伴う手術<br>・敗血症<br>・腎障害を生じる可能性がある薬剤の使用 |

## 尿量

　KDIGO ガイドライン（**P81 表1**）でも、尿量減少は AKI の最も重要な症状である。尿量が血清 Cr よりも強力な死亡生命予後の予測因子であるとの報告や [22]、KDIGO ガイドラインの血清 Cr 基準を満たさない乏尿単独も長期的な死亡に関連することを明らかにした報告もある [23]。

　AKI をきたす病態では全身状態が不良なことが多く、時間単位での尿量確認が必要である。従来は一日尿量 400mL を目安に乏尿性、非乏尿性と分類し、100mL 以下を無尿としていたが、非乏尿性の AKI もしばしばみられるため、尿量減少がないことで AKI の可能性を否定すべきではない。無尿の場合は両側性急性腎皮質壊死、血栓性微小血管障害などによる壊死性糸球体障害、膀胱腫瘍による尿路完全閉塞が原因として考えられる。

## 尿検査

　尿沈渣やナトリウム排泄分画（$FE_{Na}$）、尿素排泄分画（$FE_{UN}$）が腎性・腎前性の鑑別に有用であるが、絶対的な指標ではないので、他の所見も合わせて総合的に判断する。$FE_{Na}$（fractional excretion of sodium）とは、「糸球体で濾過されたナトリウム量のうち、最終的な尿中に排泄される割合」が何％であるかを表す値であり、尿細管でのナトリウム再吸収率の指標となる。

　「AKI（急性腎障害）診療ガイドライン 2016」では尿中 **NGAL**, **L-FABP** は AKI の早期診断に有用な可能性があり、測定することが推奨されている [24]。また AKI の生命予後や重症度予測において尿中 NGAL の有用性は限定的であるが測定することを提案する、と記されている。腎性 AKI では脱落した尿細管上皮細胞や顆粒円柱、硝子円柱が多数みられることから、これらをスコア化して AKI の重症度を予測することも報告されている [25,26]。

　腎前性か腎性かを判断するもう1つの方法として、輸液蘇生で早期に腎機能が回復するか否かで判断する方法がある。輸液蘇生を適切に行い2～3日

### 📖用語解説

NGAL

露出血管に対する止血 neutrophil gelatinase-associated lipocalin（好中球ゼラチナーゼ結合性リポカリン）の略称。好中球の分泌顆粒から分泌される蛋白。AKI の発症早期から尿中 NGAL は高値を示す。

以内に腎機能が回復していた場合、輸液反応性 AKI とし臨床的には腎前性 AKI であったと最終的に判断できる。輸液蘇生にもかかわらず腎機能が回復しない場合は、輸液不応性 AKI すなわち腎性 AKI と判断するが、腎灌流圧低下が持続・遷延し腎実質性障害に移行した場合や、低心機能、敗血症や肝不全に伴う腎灌流圧低下の場合には輸液蘇生のみで必ずしも腎機能は回復しないため、当初腎前性と判断しても 3 日以内に再検証することが望ましい。

## 血液検査

腎機能とともに電解質、血液ガス、代謝性アシドーシスの有無、貧血の有無のチェックは必須である。重度の高カリウム血症や代謝性アシドーシスは迅速な対応が必要である。

AKI の原因を求める際に血液検査が有用なのは、急速進行性腎炎や膠原病による腎障害が疑われた場合である。ANCA や抗糸球体基底膜抗体（抗 GBM 抗体）抗核抗体や補体を確認し、必要に応じて腎生検の必要性を検討する。緊急に血液浄化療法が必要な検査値の目安を**表 7** に示す。

表 7. 緊急に血液浄化療法が必要な検査値の目安

| 電解質異常 | 血清カリウム > 6mEq/L、血清ナトリウム > 150mEq/L あるいは < 120mEq/L |
|---|---|
| アシドーシスの持続 | 血液 pH < 7.1、BE < − 10 mEq/L |
| BUN、クレアチニンの上昇 | BUN 50 〜 80mg/dL、SCr 4 〜 5mg/dL 程度 |

## 画像検査

### ① 胸部X線検査

心拡大の程度（心胸比）、肺うっ血・肺水腫、胸水の有無の確認を行う（**図 9**）。以前撮影した画像と比較できれば、より正確な評価が可能である。

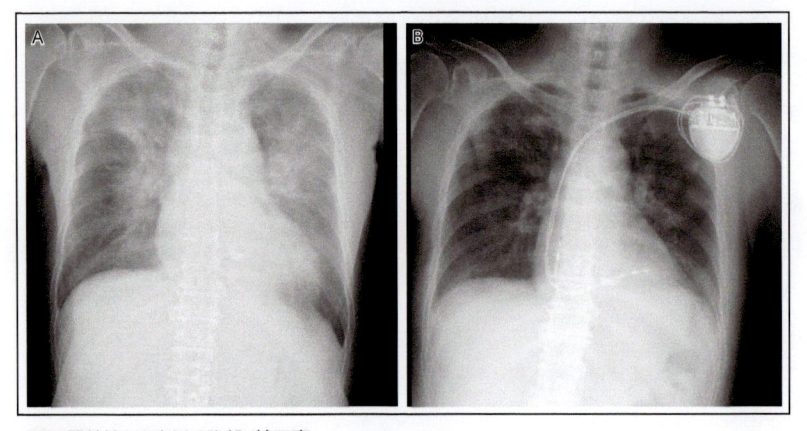

図9. 腎前性AKI症例の胸部X線写真
A：発症時。高度の肺うっ血を認める。B：腎障害改善時。

## ② 超音波検査

　健常成人の腎サイズは長径 10 〜 11cm、短径 4.5 〜 5cm、皮質は 1.6cm 程度とされているが、身長にも左右され、加齢とともに萎縮する。腎盂や尿管の拡大など水腎症の所見があれば腎後性 AKI（**図 10**）、腎腫大があれば糸球体腎炎や間質性腎炎、腎萎縮や腎実質菲薄化、中心エコー輝度上昇があれば、慢性腎臓病を考える。

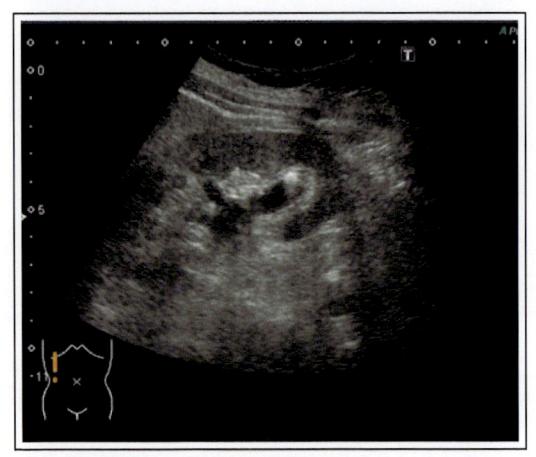

図10. 腎後性AKI症例の超音波検査所見
腎盂拡張を認める。

## ③ CT検査

　AKI では単純 CT が原則である。腎後性 AKI で尿路の閉塞部位を検索するには超音波検査より有用である（**図11**）。

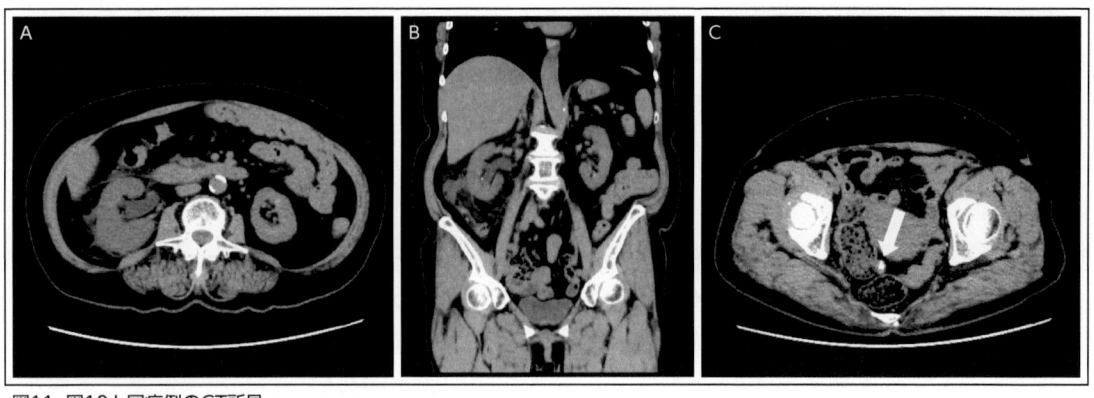

図11. 図10と同症例のCT所見
A、B：右腎の腎盂拡張を認める。C：尿管内に高濃度陰影を認め（白矢印）、結石と考えた。

# 4 急性血液浄化療法における透析の目的

## Point ✎

急性血液浄化療法の目的は AKI によって機能不全となった腎臓の働きを代替することである（renal indication）。具体的には尿毒症物質の除去、電解質異常（特に高カリウム血症）や酸塩基異常（アシドーシス）、溢水状態の改善のために行われる。また近年、病態を改善させるために炎症性メディエータの除去を意図して行われる場合もある（non-renal indication）。なお分子量の小さい物質の除去効率は透析（拡散）が優れ、水分や分子量の大きな物質の除去は濾過（限外濾過）で行われるため、目的に応じて治療法が選択される。

## はじめに

　AKI の診療では、まず AKI の病態に沿った治療を行うことが基本である。腎後性 AKI であれば閉塞起点の解除を、腎前性 AKI では補液による体液量の是正を行う[7]。また AKI の予防・治療において最も重要なことは循環動態を安定させることである。実際、AKI に対しては輸液と利尿剤、カテコラミン製剤やヒト心房ナトリウム利尿ペプチド（human atrial natriuretic peptide：hANP）などの薬物療法で体液量の調節や循環管理、電解質異常や酸塩基平衡の補正を行う。

　AKI に対する急性血液浄化療法は、これらの治療でも、生体内の恒常性を維持できないときに行われる。すなわち、急性血液浄化療法は尿毒症物質の除去、高カリウム血症などの電解質異常やアシドーシス、溢水の是正のために行われる。このように AKI によって腎機能の一部を補助する目的で行う場合を「renal indication」と呼ぶ。一方、AKI の原因疾患が敗血症や重症急性膵炎など高サイトカイン血症を呈する疾患の場合には単に腎機能を補助するだけでなく、炎症性メディエータを除去して病態の改善させることを意図して急性血液浄化療法が行われることもある。この場合は「non-renal indication」と呼ばれる。

# 急性血液浄化療法で除去される物質

## ① 原理により分けられる血液浄化療法の種類

血液浄化療法で実際に行われることは血液中の溶質（尿毒素）と水分の除去である。血液浄化療法の治療方法は溶質の除去を拡散で行う HD と限外濾過で行う HF および両者を組み合わせた血液透析濾過（HDF）に分類される。それぞれの治療法での溶質の除去原理をここでおさらいする。

## ② 血液透析（HD）−拡散（図12）

物質の濃度が溶液内で不均一になっているとき、溶質は濃度勾配濃度が均一になるまで移動する。この現象を拡散と呼ぶ。半透膜（水と小さな分子しか通れない孔が空いている膜）を介して濃度が異なる 2 つの溶液が接している場合には、半透膜の孔を通過できる物質は濃いほうから薄いほうへと拡散していく。これが HD における尿毒素の除去の原理である。つまりダイアライザ（半透膜）を介して尿毒素物質が濃い血液側から尿毒素物質がない（薄い）透析液側へ尿毒素物質が移動することで血液中の尿毒素物質の濃度が低くなる。なおアシドーシスは血中の重炭酸イオンが減少している状態を指すが、透析液の重炭酸濃度は血中よりも高く設定されている。このためアシドーシスの是正は尿毒素の移動とは逆方向に、重炭酸イオンが透析液側から血液側へ移動することで行われる。 物質が拡散する速度は濃度差が大きいほど、分子量が小さい物質ほど速くなる。このため、HD は分子量が 500 以下の小分子量物質の除去に優れている。

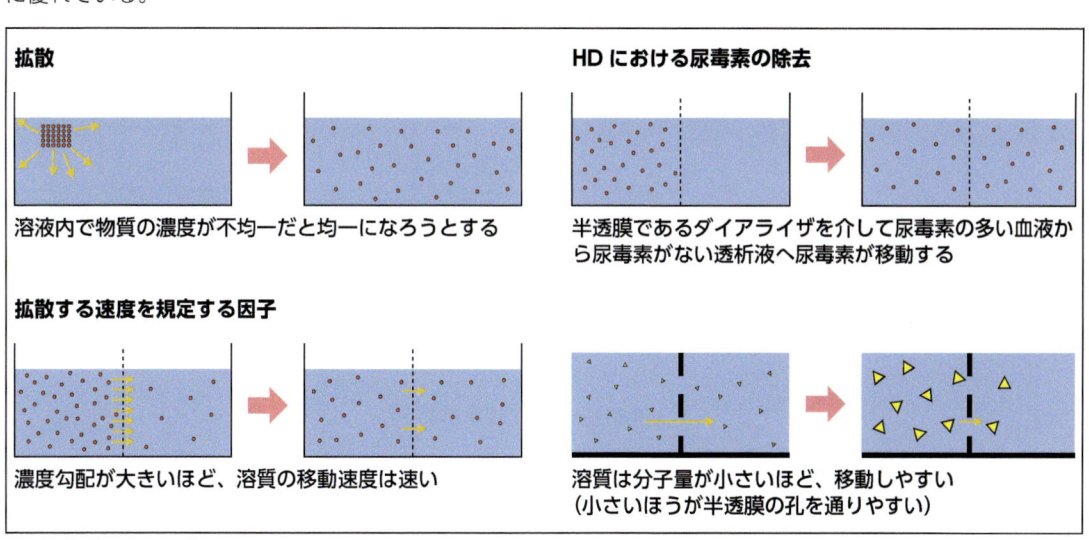

図12. 拡散のイメージ

### ❸ 血液濾過（HF）－限外濾過（図13）

　限外濾過は半透膜を介した片側の溶液に陽圧をかけて、半透膜の反対側へ溶液を押し出す、あるいは陰圧をかけて溶液を引っ張り出すものである。水分とともに押し出される溶質は半透膜を通過する前と同じ濃度であり、半透膜の孔を通過できる溶質は大きさによらず等しく除去される。そのため透析（拡散）では除去されにくい、分子量の大きな物質（小分子量の蛋白）まで除去されることになる。一方、小分子量物質の除去効率は透析（拡散）と比べると劣る。

　HF では、除去された濾液の代わりに透析液と類似した成分の補充液（置換液ともいう）を注入することで血液中の尿毒素物質の濃度が低下する。補充液は濾過を行う前（前希釈法）、行った後（後希釈法）に注入する方法があり、それぞれの利点・欠点がある（**表 8**）。急性血液浄化療法では使用できる補充液の量が制限されるため、後希釈法で行われることが多い。

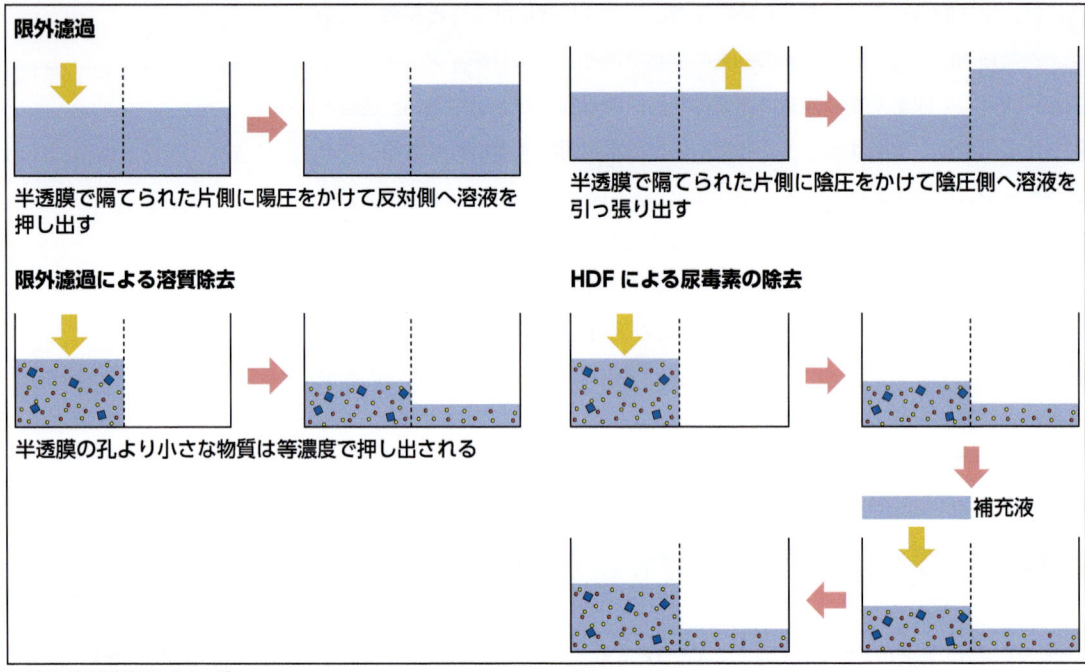

図13. 限外濾過のイメージ

#### 表 8. HF における前希釈法と後希釈法の特徴

| | 前希釈法 | 後希釈法 |
|---|---|---|
| 利点 | ヘモフィルタ内の凝固が起こりにくい | 前希釈法と比べて効率がよい |
| 欠点 | 希釈した後に限外濾過を行うため, 効率が悪い | 血液が濃縮されるためヘモフィルタ内で凝固が起こりやすい<br>血流量により濾過量が制限される |

## ④ 血液透析濾過（HDF）

HD では小分子量の物質は効率よく除去されるものの、中分子量以上の物質では除去効率が低下してしまう。一方、HF は HD と比べて中分子量物質や低分子量蛋白の除去に優れるものの、小分子量物質の除去効率が低い。HDF はこの HD と HF の長所を生かし、短所を補った血液浄化法となる。

## ⑤ どの治療法を行うか

実際の臨床において、尿毒素物質の蓄積は主に BUN やクレアチニンなどの小分子量物質を指標に使って判断している（**図 14**）。つまり、AKI において尿毒症物質として想定しているのは主に小分子量物質であり、透析（拡散）の除去効率が優れる。一方、炎症性メディエータであるインターロイキン（interleukin：IL）や腫瘍壊死因子-α（tumor necrosis factor-α：TNF-α）などは分子量が 10,000 ～の低分子量蛋白であり、透析（拡散）では除去されない。このため、non-renal indication として炎症性メディエータの除去を意図して行う場合には HF（HDF）が選択される。

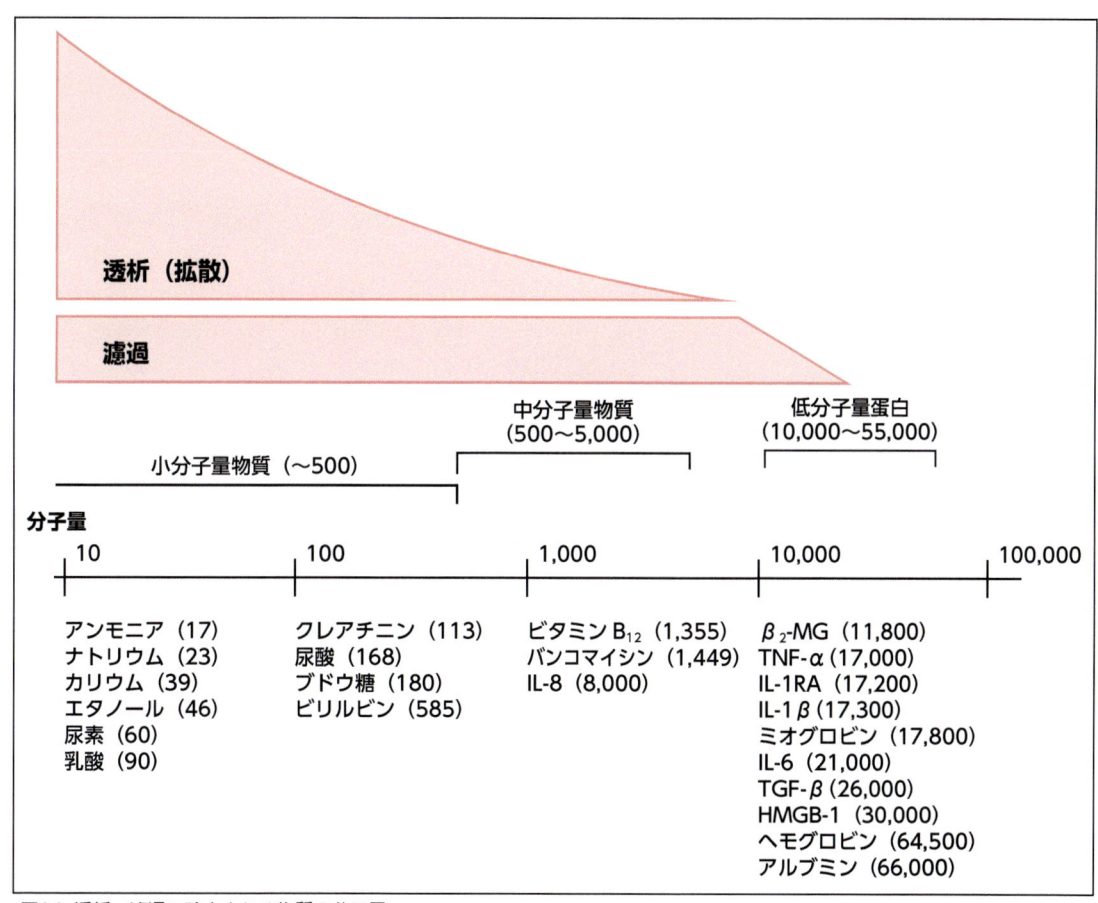

図14. 透析・濾過で除去される物質の分子量

## ❻ 水分の除去（表9）

　限外濾過と異なり、拡散では溶質は除去されるものの、水分は除去されない。このため HD であっても、水分を除去する場合には透析液側に陰圧をかけて限外濾過が行われる。なお、HF（HDF）では限外濾過から置換液の注入を差し引いた分が除水量となる。また、透析液・補充液を使用せずに限外濾過のみを行う場合が体外式限外濾過法（extracorporeal ultrafiltration method：ECUM）であり、現場では"水引き"とも呼ばれる。ECUM では透析液・置換液ともに不要で準備が簡便であること、また HD と比べて循環動態に影響を与えにくいことから、急性心不全による溢水状態や慢性維持透析患者において除水困難な場合に行われる。

表 9. 各治療法における溶質・水分除去の原理（まとめ）

| | 溶質の除去 | 水分の除去 |
|---|---|---|
| 血液透析（HD） | 拡散 | 限外濾過 |
| 血液濾過（HF） | 限外濾過 | （限外濾過）−（置換液の注入） |
| 血液透析濾過（HDF） | 拡散・限外濾過 | （限外濾過）−（置換液の注入） |
| 限外式体外濾過（ECUM） | — | 限外濾過 |

# 5 急性血液浄化療法に係る透析の適応と禁忌

## Point ✎

血液浄化療法は治療時間によって間歇的腎代替療法（intermittent renal replacement therapy：IRRT）と持続的腎代替療法（continuous renal replacement therapy：CRRT）に分けられる。IRRT は「短時間・高効率」、CRRT は「長時間・低効率」の治療法であり、患者の状態や診療体制に応じてどちらを行うかを判断する。また近年、IRRT と CRRT 両者の欠点を補う中間的な治療法として、SLED も行われている。

## 急性血液浄化療法の種類

### ❶ 間歇的腎代替療法（IRRT）と持続的腎代替療法（CRRT）

血液浄化療法は、通常 1 日おきに 3 ～ 5 時間の治療時間で行われる IRRT と、24 時間持続的に行う CRRT に分けられる（**表10**）。なお急性血液浄化療法として行われる IRRT は HD であり、間歇的血液透析（IHD）とも呼ばれる（本稿では間歇的腎代替療法としての IRRT を IRRT と、急性血液浄化療法としての IRRT を IHD と表記する）。CRRT では CHDF を実施される場合が多い。

表 10. IRRT と CRRT の種類

| | 間歇的腎代替療法（IRRT） | 持続的腎代替療法（CRRT） |
|---|---|---|
| 種類 | 血液透析（HD）<br>血液濾過（HF）<br>血液透析濾過（HDF）<br>限外式体外濾過法（ECUM） | 持続的血液透析（CHD）<br>持続的血液濾過（CHF）<br>持続的血液透析濾過（CHDF） |

### ❷ 間歇的腎代替療法（IRRT）（間歇的血液透析；IHD）と持続的腎代替療法（CRRT）の違い

IHD は一般的には血流量（$Q_B$）を 200mL/min 前後、透析液流量（$Q_D$）を 500mL/min に設定して行われる。つまり、IHD を 4 時間行った場合、実に 120L もの透析液を使用することになる。一方、CRRT では保険診療で使用できる補充液と透析液の総量は 1 日当たり 15 ～ 20L に制限されている。このため本邦では CHDF を行う場合には $Q_B$ を 80 ～ 120mL/min 程度とし $Q_D$ を 500mL/hr（8.3mL/min）、置換液流量（$Q_S$）300mL/hr（5mL/min）と

して行われることが多い。

　このように IRRT（IHD）と CRRT では $Q_B$ と液流量（$Q_D$、$Q_S$）の比率が大きく違うため、治療効率が大きく異なる。**図 15** で IHD と、持続的血液透析（continuous hemodialysis：CHD）を 20L/day＝800mL/hr の透析液を使用して行った場合の透析効率のイメージを示す。この図から IHD は透析効率が高く、CHD は透析効率が低いことがわかる。つまり IRRT は高効率の治療を短時間行うものであり、CRRT は低効率の治療を長時間かけて行うものである。**表 11** にそれぞれの治療方法の特徴を示す。

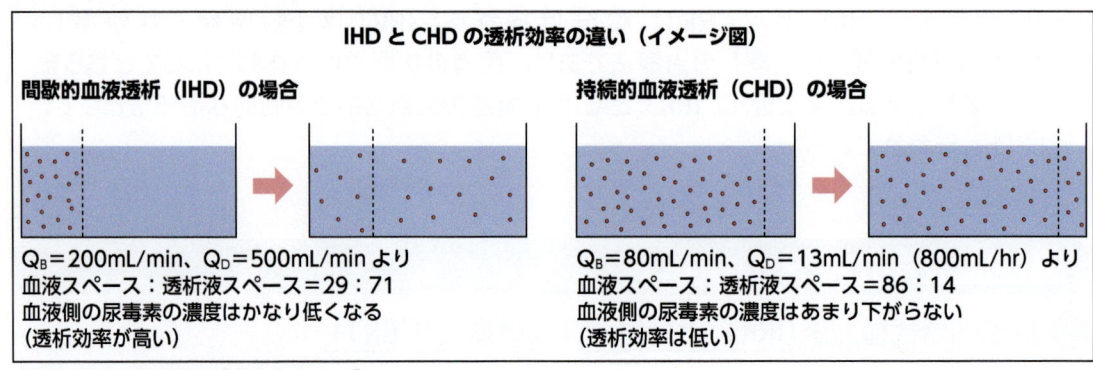

**IHD と CHD の透析効率の違い（イメージ図）**

**間歇的血液透析（IHD）の場合**

$Q_B$＝200mL/min、$Q_D$＝500mL/min より
血液スペース：透析液スペース＝29：71
血液側の尿毒素の濃度はかなり低くなる
（透析効率が高い）

**持続的血液透析（CHD）の場合**

$Q_B$＝80mL/min、$Q_D$＝13mL/min（800mL/hr）より
血液スペース：透析液スペース＝86：14
血液側の尿毒素の濃度はあまり下がらない
（透析効率は低い）

図15. IRRTとCRRTの治療効率のイメージ

表 11. IRRT と CRRT の特徴

| | IRRT | CRRT |
|---|---|---|
| 長所 | ・急速に体液以上の是正ができる<br>・拘束時間が短い<br>・抗凝固薬剤の使用が短時間ですむ<br>・CRRT と比べて低コストである | ・緩徐であるため循環動態に与える影響が少ない<br>・体液の恒常性を保てる |
| 短所 | ・循環動態が不安定になりやすい<br>・リバウンド現象が起こる<br>・酸塩基平衡や電解質の変動を招く | ・患者の運動を制限し，鎮静が必要となる場合もある<br>・長時間，抗凝固薬剤を使用することとなり，出血傾向を助長する<br>・低体温をきたしやすい<br>・血中から除去されてしまう薬剤の場合には投与量の調整が必要となる<br>・医療従事者の仕事量が多い |

## ❸ 持続低効率血液透析（SLED）

　**表 11** のとおり、IRRT には短時間で行うことによるデメリットがあり、CRRT には長時間のデメリットがある。この二者の中間的な治療法として、近年、SLED が行われている。これは HD の血液流量・透析液流量を 1/2 程度に抑える代わりに治療時間を延長して、連日 8 時間ほど HD を行う方法である（**表12**）。

表 12. IHD、SLED、CHDF の比較

|  | IHD | SLED | CHDF |
|---|---|---|---|
| 血液流量 | 200mL/min | 100 ～ 150mL/min | 80mL/min |
| 透析液流量 | 500mL/min | 200 ～ 300mL/min | 500mL/hr（8mL/min） |
| 濾過液流量 | — | — | 300mL/hr（5mL/min） |
| 治療時間 | 4 時間時間 | 8 ～ 10 時間 | 24 時間 |
| 治療間隔 | 1 日おき | 連日 | 連日 |

## 急性血液浄化療法の実際

### ① 開始の基準

　前項でも述べたとおり、AKI によって生体の恒常性が破綻し、体液量や電解質、酸塩基平衡に致命的な変化を認めた場合に開始する。具体的な状態を**表13**[25] に掲げる。

表 13. AKI における血液浄化療法の絶対的適応（案）[25]

| 病態 | 状態、程度 |
|---|---|
| 代謝異常 | 高尿素窒素血症（BUN > 100mg/dL） |
|  | 心電図異常を伴う高カリウム血症<br>（カリウム > 6mEq/L） |
|  | 無尿，深部腱反射消失を伴う高マグネシウム血症<br>（マグネシウム > 9.7mg/dL） |
| アシドーシス | 高度のアシドーシス（pH < 7.15） |
|  | メトホルミンによる乳酸アシドーシス |
| 体液過剰 | 利尿薬抵抗性の乏尿、無尿 |

### ② 治療法の選択－renal indicationの場合

　前述のとおり、AKI に対する腎補助療法として行う場合を renal indication と呼ぶ。IHD、CRRT のいずれも腎補助療法として有効であり、どちらを実施するかの明確な基準はない。患者の病態および治療施設の設備やスタッフの体制などから総合的に判断して決める。

#### （1）IHDが適した病態

**1. 活動性出血性病変がある場合**

　CRRT では抗凝固薬剤への曝露時間が長くなってしまうため、IHD が望ましい。

**2. 高カリウム血症**

　速やかにカリウム濃度を下げたい場合には、低分子量物質の除去効率が優れる IHD が適している。

## （2）CRRTが適した病態

### 1. 循環動態が不安定な場合

IHD で急激な除水を行うと血管内容量が減少し低血圧を招きやすい。さらに治療終了から次の治療までの間、輸液によって水分が貯留し浮腫や肺水腫を招きやすく、IHD は循環動態の変動を起こしやすい。一方、CRRT では 24 時間持続的に除水が行われ循環動態への影響が小さいため、循環動態が不安定な場合には CRRT が行われる。

### 2. 脳浮腫を合併している場合

中枢神経系には血液脳関門（blood brain barrier：BBB）があるため、物質の透過が制限される。脳浮腫がある状態で IHD を行うと、血中からは急激に尿素が除去されるものの、脳組織からの尿素の透過性が低いために浸透圧差（濃度差）が生じてしまう。その結果、血中から脳内へ水分が移行して脳浮腫が悪化する危険性がある。このため脳浮腫がある状態では CRRT が勧められる。

### 3. 人工呼吸器管理中

抜管時はドライサイドでの管理が望ましいこと、人工呼吸器管理中は鎮静を行っていることから、CRRT が望ましい。

## （3）その他

### 1. 横紋筋融解症、クラッシュ症候群

骨格筋細胞の壊死や傷害で、筋細胞内の成分が血中に放出された状態が横紋筋融解症である。流出した大量のミオグロビンが尿細管を閉塞させることで AKI をきたしやすい。外傷性の横紋筋融解症をクラッシュ症候群という。ミオグロビンは分子量 17,800 の低分子量蛋白であるため限外濾過で除去される[26]。実際にミオグロビンの除去を意図して CRRT を行われる場合もあるが、ミオグロビンの除去が転帰を改善させるかは不明であり、あくまで AKI に対する腎補助として適応を判断する。なおクラッシュ症候群は、ほかの原因による AKI と比べて体液過剰や重篤なアシドーシス・高カリウム血症を合併する頻度が高く、より早期の透析導入が望ましい[27]。

## ❸ 治療法の選択－non-renal indicationの場合

AKI の原因が敗血症や重症急性膵炎といった、高サイトカイン血症を呈して多臓器不全となる疾患の場合には腎補助療法としてだけでなく、炎症性メディエータを除去する目的で急性血液浄化療法を行う場合があることはすでに述べた（non-renal indication と呼ぶ）。炎症性メディエータは 1 万～数万の低分子量蛋白であることから、これらを除去するためには限外濾過を行う必要がある。つまり non-renal indication として行われる場合は CRRT（CHDF ないし CHF）が選択される。なお、高サイトカイン血症を呈する病態では循環動

態が不安定となっていることが多く、そもそも renal indication として CRRT が適している。

現在、non-renal indication としての急性血液浄化療法で保険適用となっているものとして、重症急性膵炎に対する CRRT や重症敗血症および敗血症性ショックにおける CRRT 用ヘモフィルタのセプザイリス® などがある。

なお、炎症性メディエータは半減期が短いため、CRRT による除去が血中濃度に及ぼす影響は僅少である。実際、non-renal indication として行う CRRT が AKI の原因疾患の病態改善に寄与できているのかは明らかにされていない。したがって、現状では炎症性メディエータの除去による病態改善という non-renal indication の機序は、あくまで renal indication として急性血液浄化療法を行った場合に期待される副次的な側面としてとらえるべきものである。

### ④ 離脱の判断

明確な基準はなく、尿量やクレアチニン値、体液バランスなどから判断を行う。一般に 1,000mL/day 程度の尿量が確保され、極端な溢水傾向が是正されていることが目安となる。Uchino らは、血液浄化療法離脱の予測因子として血清クレアチニン値よりも尿量が優れており、利尿薬非投与下で 436mL/day（≒ 20mL/day）以上の症例の 8 割が離脱に成功していたと報告している[28]。

なお、CRRT を行っているのであれば、循環動態が安定した場合や人工呼吸器から離脱した後には IRRT への移行を検討する。この際、CRRT から IRRT への橋渡しとして SLED を行う場合もある。

## 急性血液浄化療法の禁忌

急性血液浄化療法は AKI によって生体の恒常性が破綻し生命の危機が逼迫した状態に対する治療法であり、絶対禁忌となる病態はない。しかし、体外循環によるリスクがきわめて高く、治療の有益性とのバランスがとれない場合には実施が見合わせられる。つまり、体外循環に耐えられないほど不安定な循環動態、コントロール困難な活動性出血をきたしている場合は相対的な禁忌と考えられる。

また **ACE 阻害薬** を服用中の患者が AN69ST 膜のヘモフィルタ（セプザイリス®）を使用するとアナフィラキシー様症状を呈することがあるため、両者の併用は禁忌とされる。

📖 **用語解説**

**ACE 阻害薬**（そがいやく）

尿蛋白が陽性の患者や心不全の患者に適した降圧薬。作用機序はアンジオテンシン変換酵素（angiotensin-converting enzyme：ACE）を阻害してアンジオテンシンⅡの産生を抑えることである。代表的な副作用に高カリウム血症や空咳がある。エナラプリル（レニベース®）、イミダプリル（タナトリル®）、テモカプリル（エースコール®）など。

# 6 急性血液浄化療法に伴うリスク（有害事象とその対策など）

## Point ✎

血液浄化療法は体外循環による治療のため、空気混入などの致命的なトラブルを絶対に起こさないように対策を講じる必要がある。また、比較的よく遭遇するトラブルであっても、どれも発見・対処が遅れると致命的になってしまう。このため、個々のトラブルについて、なぜ起こるのか、いつ起こりやすいのかを把握し、適切な予防策・対処法を十分に理解しておかなければならない。

## 空気の混入（空気塞栓症）

体外循環療法で最も危険な事象が、空気の混入である。体外循環では静脈に空気が混入することとなるため右心房・右心室を経て肺動脈への空気塞栓となりやすいが、卵円孔が開存している場合には動脈系への致命的な塞栓症となることがある。またまれであるが、静脈を逆行性に脳空気塞栓症をきたした報告もある。空気塞栓が起こると呼吸困難や激しい空咳、前胸部絞扼感、血圧低下、意識障害などさまざまな症状を呈する。一般に 20mL 以上の混入で何らかの合併症が起こり、200mL 以上では重篤な事態となる [29]。

現在の血液浄化装置には気泡混入を監視する超音波センサが設置されている。センサが気泡を感知するとアラーム音とともに血液ポンプを停止させ気泡の送入を防止するが、それでも十分な注意が必要である。空気の混入は回路の接続部、抗凝固薬剤の注入部、各モニターラインや点滴ラインなどすべての部位が原因となりうる。また不完全なプライミング操作で回路内に空気が残った場合も空気混入の原因となる可能性がある。予防のためには接続部をテープで補強する、静脈ラインからの点滴はエアー針が必要なボトルではなくプラスチックバッグを使い、動脈ラインからの点滴が必要な場合には輸液ポンプを使用する。血液回収の際、エアー返血法は空気混入の危険が高いため現在は禁止されている。

万が一、空気混入が行った場合はただちに静脈回路を閉鎖し、酸素投与、循環動態の監視を行う。また、流入した空気を右心房先端に取り込み、肺動脈へ移行させない目的で体位はトレンデレンブルグ体位かつ左側臥位にする。

なお、体外循環中以外にカテーテルを留置・抜去するときにも空気混入は起こりうる。吸気時に胸腔内圧は陰圧となるため、特に血管内脱水を呈した症例では注意が必要である。カテーテル留置の際は、十分な吸気をさせた後に呼吸

を止めさせて操作を行う。カテーテル内は生理食塩液で充填しておく。挿入は素早く行うことを十分に心がける。また内頸静脈に留置したカテーテルを座位で抜去した後に空気塞栓を起こした報告もある。留置の場合と同様に吸気後に息を止めた状態でカテーテルを抜去するほか、仰臥位もしくはトレンデレンブルグ体位で抜去する。抜去後は5分以上圧迫を行う。抜去部位は密閉性の高いドレッシング材で覆うことが勧められる。

## 血圧低下

血圧低下は体外循環中に最も遭遇しやすい有害事象である。治療中に起こる血圧低下は、循環血液量が低下することに起因する場合が多い。低血圧を招きやすい患者側の要因として、敗血症などの多臓器不全、心不全や糖尿病、動脈硬化を合併し心予備能や血管の弾性が低下している場合、小児、特に新生児といった循環血漿量が高度に不足している場合、などがある。

血圧低下は治療中いつでも起こりうるが、特に開始直後はフィルタや抗凝固薬剤（ナファモスタットメシル酸塩）に対するアレルギー反応やアナフィラキシーショックの場合がある。また開始時に透析回路のプライミングボリューム分の血液が生理食塩液に置換されることで血圧低下をきたすことがあり、循環動態が不安定な症例ではプライミングを血液製剤で行うなどの工夫を要する場合もある。

除水によって血液の水分量が減少すると、それを補うように組織間質から血管内へ水分が移動する。この血管内への水分の移動速度（plasma refilling rate：PRR）を大きく上回るペースで除水を行うと、循環血漿量が減少し心拍出が低下する。通常、循環血漿量が減少すると、圧受容体を介して末梢血管抵抗が上昇し血圧低下を防止する機構が働くが、心血管系の反応が不十分だと血圧は低下する。HDではCRRTと比べて尿素などの浸透圧物質が急速に除去される。血漿浸透圧が低下すると細胞内から細胞外へ水分の移行が抑えられるため、循環血漿量の減少をきたしやすい。

なお、外傷や熱傷、重症感染症など高サイトカイン血症を呈する病態では血管透過性が亢進しているため、間質から血管内への水分の移動は期待できない。このような病態での除水は著しい血圧低下を招いてしまうことがあるので、注意が必要である。そもそも血管透過性が亢進している病態では浮腫（間質への体液貯留）を伴っていても血管内ボリュームは減少しているため、本当に除水が必要な病態かの判断を適切に行ったうえで血液浄化療法の処方を決定する必要がある。このほか、空気の混入や溶血も急激な血圧低下を引き起こす。

血圧低下時の対応としてまず、下肢の挙上、除水の停止、生理食塩液の補液が行われる。また昇圧剤の投与やカテコラミンの持続投与などが必要となる場

合もある。循環血液量を減少させない対策として、除水速度を緩徐にする、十分な輸液を行う、治療法を HD ではなく CRRT にする、などがある。

## 出血傾向・出血

　急性血液浄化療法では抗凝固薬剤を持続投与していること、原疾患の病態（敗血症などは DIC を合併し出血傾向となりやすい）、体外循環による血小板の消費などで出血傾向となりやすい。このため、術後や外傷による AKI に対して血液浄化療法を行っていると、創部からの出血が起こりうる。時に創部出血が管理できず、血液浄化療法を中止せざるをえない場合もある。カテーテル挿入部からの出血や消化管出血をきたす場合もあり、注意深く患者を観察する必要がある。CRRT を行っている場合には間歇的な治療法への変更も検討される。出血傾向が懸念される場合や治療時間の長い CRRT を行う場合は、原則としてナファモスタットメシル酸塩が抗凝固薬剤に使用される。

　また血液回路の接続部の外れや破損は大量出血につながるため、プライミング時に液漏れがないか確認することが重要である。また、バスキュラーカテーテルと回路の接続部は緩みやすく、体位変換や処置の後には、接続部の確認を定期的に行う。なお、最近では接続がロック式のものが多く、確実に接続・挿入すれば、この部分からの漏血はほぼ防ぐことができる。このほか、返血ルートに三方活栓を接続し輸液ルートとして使用したケースで、三方活栓の接続が外れて大量出血をきたした事例が報告されている。カテーテルと血液回路の間は回路内のモニターで監視されない部位であり、漏血してもアラームは鳴らない。透析回路から薬剤を投与する必要がある場合には、回路内の薬液注入ラインを使用する。なお、透析回路から薬剤を注入しているときに再循環が起きていると、薬剤も体内へ輸送されず効果が発現しないため、透析回路からの薬剤注入は可能な限り控えるべきである。

## 回路凝固

　体外循環では血液が生体外の血液回路やダイアライザ・フィルタに触れることで凝固系が亢進する。回路が凝固してしまうと失血になるほか、回路交換をする時間的・作業的コストが生じてしまう。

　患者側の要因として、SIRS（systemic inflammatory response syndrome、全身性炎症反応症候群）などの強い炎症反応や DIC、悪性腫瘍の合併など血小板が異常を示す、血小板機能が亢進する病態がある。また、回路内を流れる血液の停滞・濃縮は回路凝固の誘因となる。血流量が小さいと回路通過時間が長くなり、それだけ回路凝固を起こしやすくなる。また脱血不良で頻回に血液

ポンプが停止するような場合にも血液が停滞してしまう。CHF や CHDF ではフィルタ内で血液濃縮が起こり、凝固をきたしやすい。また逆接続などで生じる再循環も血液濃縮の原因となる。

対策としては、出血のリスクを見定めたうえで抗凝固薬剤を十分量使用する、CHF や CHDF の場合には後希釈法ではなく前希釈法にする、血流量を上げる、などがある。

## 脱血不良

脱血不良は急性血液浄化療法を実施中によく遭遇するトラブルである。脱血が不十分な状態が続くと、回路内凝血をきたし治療の継続が困難となるため、早急な対応が必要である。脱血不良の原因として、カテーテル内や先端での血栓形成やカテーテル周囲へのフィブリン鞘の形成、血管壁への「へばりつき」現象がある。

血栓形成は間歇的な血液浄化療法を行っている場合に起こりやすい。血栓形成の予防のため、体外循環終了時にカテーテル内をヘパリンで充填し、体外循環開始時にはカテーテル内に残存しているヘパリンとカテーテル内に形成された血栓をシリンジで吸引除去する。血管壁へのへばりつきは、脱血孔となる側孔が血管壁に近接している場合や、血管内脱水など血管が虚脱し血液容量が減少している場合に起こる。へばりつきの予防策として、①脱血孔もカテーテル先端にあるエンドホール型のカテーテルを使用する、②血管虚脱の影響を受けやすい大腿静脈へのカテーテル留置を避け内頚静脈からカテーテルを留置する、ことがあげられる。また、血管壁へのへばりつきの予防を目的としたバルーン付きのカテーテルも市販されている。

実際に脱血不良を認めた場合には、まずカテーテルが挿入されている頚部や鼠径部の伸展や体位変換を行う、血管壁に接している脱血孔を開放する目的でカテーテルを回転させたりして位置を調整する、シリンジでカテーテル内の吸引・フラッシュを行って血栓除去する、脱・返血測を逆に接続する、などが試みられるが、それでも脱血不良の場合はカテーテルの入れ替えが必要となる。なおフィブリン鞘がカテーテルを取り巻いている場合には、入れ替えは別ルートで行う必要がある[30]。

## 低体温

体外循環によって血液が室温で冷やされることや透析液・置換液と血液との接触などが原因で低体温になりやすい。小児、特に新生児や、大量置換を行う症例で起こりやすいため、厳重な注意が必要である。

低体温では出血傾向を助長する、血行動態が不安定になる、感染徴候を見落としてしまう、などの問題が生じる。対策としては中枢温の連続的モニタリングを行う、透析器に装着されている加温器を使用する、電気毛布や温風式加温器で保温をする、などがある。

## 電解質・酸塩基平衡異常

透析液や置換液の組成は低カリウム（大半の製剤が 2.0mEq/L）、無リン、高重炭酸濃度に設定されている。このため、急性血液浄化療法を長期間実施していくと、低カリウム・低リン血症・過剰なアシドーシスの是正（アルカリ血症）を招く可能性がある。何度か述べたように、近年、AKI のみならず敗血性ショックや重症急性膵炎といった高サイトカイン血症を呈する病態に対して、炎症メディエータを除去する目的（non-renal indication）でも急性血液浄化療法が行われている。このような症例では治療開始前のカリウムやリンが正常範囲内である場合もあり、さらに注意が必要である。

低カリウム血症では上室性・心室性不整脈、特に **Torsade de pointes** や心室細動といった致死的な不整脈の原因となるほか、痙攣や筋力の低下などが起こる。また低リン血症は意識障害や心機能の抑制のほか呼吸筋障害が問題となり、人工呼吸器からの離脱困難の原因となる。またアシドーシスが是正されすぎてアルカリ血症となると酸素解離曲線が左方移動することにより、ヘモグロビンが酸素を放出しにくくなるため、末梢組織が酸素欠乏となる。

> 📖 **用語解説**
>
> Torsade de pointes
>
> 低カリウム血症や低マグネシウム血症、QT延長作用のある薬剤が誘因となり起こる多形性心室頻拍。継続する場合には心室細動に移行し、突然死を招く。

## カテーテル関連血流感染症

急性血液浄化療法が行われる患者には中心静脈カテーテルが留置されているため、カテーテル関連血流感染症（catheter related blood stream infection：CRBSI）にも常に留意する必要がある。CRSBI の感染源としては、汚染された輸液や血液製剤、ハブやカテーテル内腔への細菌の定着、皮膚の微生物、他の部位からの血流を介したカテーテルへの付着、隣接する部位からの感染の波及、などがある。短期留置型カテーテルの CRSBI の場合、皮膚からの感染が最多であり、起因菌として黄色ブドウ球菌・コアグラーゼ陰性ブドウ球菌が最も多く、腸球菌、グラム陰性桿菌、カンジダがこれに続く。原因のはっきりしない発熱、採血での炎症反応（白血球数の増加、核の左方移動、CRPの上昇など）がみられた際、カテーテル挿入部の腫脹・発赤や排膿が認められた場合には CRBSI を強く疑う。実際には CRBSI ではカテーテル挿入部の所見がない場合が多く、挿入部の所見がないことが CRBSI の否定とはならない。

CRSBI が疑われた場合には、速やかに抗菌薬投与とカテーテル抜去を行う。

また CRSBI の予防のために、カテーテル挿入時はマキシマルバリアプリコーションを実施する、カテーテルが使用されなくなったら速やかに抜去する、カテーテルのハブやコネクタにアクセスするときは 70％アルコールもしくはクロルヘキシジンで消毒をする、カテーテルを点滴ラインとして使用しない、などの対策がとられる。

# 血液透析(HD)療法中の患者の身体所見とアセスメント

> 症例　：30 歳代、男性
> 主訴　：全身、特に両大腿の筋肉痛、倦怠感、褐色尿。
> 現病歴：生来健康な成人男性。20XX 年 6 月下旬にマラソン大会に参加し、20km を走った。走っている途中で給水もしていたが、ゴール時にはいつもよりも疲労感が強く、帰宅後も夕食を食べられなかった。翌朝も倦怠感は改善せず、全身の筋肉痛も出現していた。排尿したところ尿が黒褐色だったため近医を受診したところ、BUN 41 mg/dL、Cr 2.14 mg/dL と腎機能障害を認め、当院へ紹介となった。
> 初診時現症：身長 173cm、体重 62.8kg、体温 37.1℃、脈拍 106 回 /min・整、血圧 92/52mmHg、呼吸 22 回 /min、意識清明、顔面・頚部・胸腹部に異常所見はなし、両大腿の自発痛があり、腰肢帯筋および両側の大腿・下腿に把持痛を認めた。

## この時点で考えられる疾患

　生来健康だった若年男性が腎機能障害をきたしており、AKI の可能性が高い。運動後の発症という経過から横紋筋融解症や運動後急性腎不全が最も疑われる。しかし、肉眼的血尿がみられることは急性腎炎症候群などの腎炎、筋肉痛が全身症状だとすると血管炎や膠原病など自己免疫性疾患も鑑別にあがる。下腿に把持痛がある場合、深部静脈血栓症も除外する必要がある。

## 必要な検査

　まず AKI の鑑別として、腎後性腎不全や慢性腎不全を鑑別するために CT や超音波検査で水腎症の有無や腎実質の萎縮がないかを確認する。

　一般的な採血、検尿項目に加え、横紋筋融解症を疑う場合には、CPK やミオグロビン（血中・尿）などの筋原酵素の測定が必要である。運動後急性腎不全は低尿酸血症に合併することが多いため尿酸値の測定も必要である。深部静脈血栓症を除外するために凝固系マーカー（FDP、D ダイマー）の測定、超音波検査で血栓の有無を確認する。

## 検査成績

**血算**

WBC 21,200/$\mu$L、RBC 522 × $10^4$/$\mu$L、Hb 16.2g/dL、Hct 50.1%、Plt 23.1 × $10^4$/$\mu$L

**生化学**

TP 8.3g/dL、Alb 5.1g/dL、BUN 46mg/dL、Cr 2.36mg/dL、UA 9.6mg/dL、Na 139mEq/L、K 5.2mEq/L、Cl 99mEq/L、Ca 7.8mg/dL、IP 6.1mg/dL、T-Bil 1.2mg/dL、AST 382IU/L、

ALT 184IU/L、LDH 2,816IU/L、ALP 216IU/L、γ-GTP 38IU/L、CPK 15,684IU/L、CK-MB 84IU/L、CRP 1.62mg/dL、ミオグロビン 6,250ng/mL

**尿検査**

比重 1.031、pH 5.5、尿蛋白定性（＋）、尿潜血（3＋）、ウロビリノーゲン（±）、ケトン（＋）

**尿沈渣**

赤血球 1 ～ 4/HPF、白血球 5 ～ 9/HPF、顆粒円柱 1 ～ 4/WF

**尿生化学**

蛋白定量 71mg/dL、Cr 351.4mg/dL、Na 13mEq/L、K 35mEq/L

## この時点で考えられる疾患

　前日に長距離走を行っており、下肢に筋肉痛を認めたこと、採血で CPK やミオグロビンが著しく高値だったこと、尿検査では尿潜血反応が強陽性だったにもかかわらず沈渣では赤血球が乏しかった（＝ミオグロビン尿）ことから、横紋筋融解による AKI と診断した。また、頻脈かつ血圧が低値となっており、採血では Hb や Hct、TP や Alb が正常域より高値であり、血液濃縮状態と考えられた。さらに $FE_{Na}$ を計算すると低値（＜ 1％）であり、脱水による腎前性 AKI も合併しているものと判断した。

## 治療の基本方針

　緊急入院のうえ、大量輸血を行う方針とし生理食塩水および炭酸水素ナトリウムを加えた 0.45％食塩水を第 1 病日に 4,000mL、第 2 病日に 3,200mL 点滴した。

## 経過 1

　大量輸液を開始したところ、血圧はほどなく上昇していった。しかし、利尿はつかず、尿量は第 1 病日 160mL / day、第 2 病日 240mL / day と乏尿状態が続いていた。第 2 病日の午後より息苦しさを訴え、酸素飽和度も 92％と低下していたため、酸素投与が開始された。しかし第 2 病日の夜には臥位になると息苦しいため眠れなくなっていた。

## 現症（第 3 病日）

　体重 71.2kg、体温 36.7℃、脈拍 96 回 /min・整、血圧 144 / 96mmHg、呼吸 21 回 /min、意識清明、頚部：頚静脈の怒張あり、胸部：両肺野に水疱音を聴取、太腿・下腿：把持痛は消失していたが、下腿に圧痕性浮腫を認める。

## 検査成績（第 3 病日）

**血算**

WBC 9,800/$\mu$L、RBC 411 × $10^1$/$\mu$L、Hb 13.2g/dL、Hct 41.1%、Plt 15.4 × $10^4$/$\mu$L

**生化学**

TP 7.1g/dL、Alb 3.7g/dL、BUN 62mg/dL、Cr 3.43mg/dL、UA 9.1mg/dL、Na 142mEq/L、K 5.1mEq/L、Cl 97mEq/L、Ca 7.1mg/dL、IP 6.4mg/dL、T-Bil 1.3mg/dL、AST 176IU/L、ALT 188IU/L、LDH 1,426IU/L、ALP 312IU/L、$\gamma$-GTP 64IU/L、CPK 8,144IU/L、CRP 3.16mg/dL

**尿検査**

比重 1.028、pH 5.0、尿蛋白定性（2＋）、尿潜血（3＋）、ウロビリノーゲン（±）、ケトン（＋）

**胸部 X 線**

心胸比 54%、両肺野に強いうっ血像あり

## この時点で考えられる疾患（病態）

　入院後の 2 日間に大量の輸液が行われた結果、脱水は補正され腎前性の要素はなくなったが横紋筋融解による腎性 AKI は改善せず乏尿状態が続いていた。輸液によって体液量が過剰となってしまい肺水腫を合併してしまった。

## 治療の基本方針

　緊急血液浄化療法の適応と判断し、血液透析（HD）・限外濾過（ECUM）を行うこととなった。

## 経過 2

　ブラッドアクセスカテーテルを右内頸静脈へ留置し、第 3 病日より第 5 病日まで連日 HD（2 時間）＋ ECUM（2 時間）を行った。なお第 4 病日より尿量は 1,000mL／day を超え、その後、腎機能は回復し第 16 病日に退院となった。

## 学習参考文献

1) AKI（急性腎障害）診療ガイドライン作成委員会編. AKI（急性腎障害）診療ガイドライン 2016. 東京, 東京医学社, 2016.
2) 厚生労働省科学研究費補助金平成 27 年度日本医療開発機構腎疾患実用化研究事業「慢性腎臓病の進行を促進する薬剤等による腎障害の早期診断法と治療法の開発」薬剤性腎障害の診療ガイドライン作成委員会. 薬剤性腎障害診療ガイドライン 2016. 日腎会誌. 58（4）, 2016, 477-555.
   https://cdn.jsn.or.jp/academicinfo/report/CKD-guideline2016.pdf
3) 野入英世ほか. CRRT ポケットマニュアル. 東京, 医歯薬出版, 2011.
4) 透析療法合同専門委員会. 血液浄化療法ハンドブック 2017. 東京, 協同医書出版社, 2017.
5) 小尾口邦. ER・ICU 診療を深める 2. リアル血液浄化. 東京, 中外医学社, 2015.
6) 中永士師明. 周術期, 外傷（脳疾患患者を含む）に対する血液浄化. 救急集中治療. 26(3・4), 2014, 449-57.
7) 木村健二郎ほか. 血液浄化療法に強くなる. 東京, 羊土社, 2013.

## 引用参考文献

1) 日本透析医学会. 慢性血液透析用バスキュラーアクセスの作製および修復に関するガイドライン. 透析会誌. 38（9）, 2005, 1491-551.
2) 吉川和寛（池田雅人代表編集）. 透析用臨時カテーテル（頸静脈, 大腿静脈）. 実践インターベンショナルネフロロジー. 東京, 東京医学社, 2016, 19-28.
3) NKF-K/DOQI Clinical Practice Guidelines for Vascular Access : Update 2000. Am J Kidney Dis. 37 (1 suppl 1), 2001, S137-81.
4) Bellomo R, et al. Acute renal failure-definition, outcome measures, animal models, fluid therapy and information technology needs : the Second International Consensus Conference of the Acute Dialysis Quality Initiative (ADQI) Group. Crit Care. 8 (4), 2004, R204-12.
5) Mehta RL, et al. Acute Kidney Injury Network: report of an initiative to improve outcomes in acute kidney injury. Crit Care. 11 (2), 2007, R31.
6) Kellum JA, et al. KDIGO Clinical Practice Guideline for Acute Kidney Injury. Kidney Int Suppl. 2, 2012, 1-138.
7) AKI（急性腎障害）診療ガイドライン作成委員会編. AKI（急性腎障害）診療ガイドライン 2016. 東京, 東京医学社, 2016.
8) Furuichi K, et al. Chemokine/chemokine receptor-mediated inflammation regulates pathologic changes from acute kidney injury to chronic kidney disease. Clin Exp Nephrol. 13 (1), 2009, 9-14.
9) 三浦直人ほか. 血液疾患で生じる急性腎不全. 日内会誌. 99（5）, 2010, 957-63.
10) Singer M, et al. The Third International Consensus Definitions for Sepsis and Septic Shock (Sepsis-3). JAMA. 315 (8), 2016, 801-10.
11) 西田修ほか. 日本版敗血症診療ガイドライン 2016. 日救急医会誌. 28, 2017, S1-S232.
12) Bellomo R, et al. Septic acute kidney injury : new concepts. Nephron EXP Nephrrol. 109 (4), 2008, e95-100.
13) Gomez H, et al. A unified theory of sepsis‐induced acute kidney injury : Inflammtion, microcircuratory disfunction, bioenergetics, and the tubular cell adaptation to injury. Shock. 41 (1), 2014, 3-11.
14) Uchino S, et al. Acute renal failure in critically ill patients : a multinational, multicenter study. JAMA. 294 (7), 2005, 813-8.
15) 香美祥二ほか：非典型溶血性尿毒症症候群（aHUS）診療ガイド 2015. 日腎会誌. 58(2), 2016, 62-75.
16) 持田智ほか. 我が国における「急性肝不全」の概念, 診断基準の確立：厚生労働省科学研究費補助金（難治性疾患克服研究事業）「難治性の肝・胆道疾患に関する調査研究」班, ワーキンググループ -1, 研究報告. 肝臓. 52（6）, 2011, 393-8.
17) 急性膵炎診療ガイドライン 2015 改訂出版委員会編. 急性膵炎診療ガイドライン 2015. 第 4 訂. 東京, 金原出版, 2015.
18) 今井圓裕編著. 腎臓内科レジデントマニュアル. 改訂第 7 版. 東京, 診断と治療社, 2015.
19) McGee S, et al. The rational clinical examination. Is this patient hypovolemic ? JAMA. 281 (11), 1999, 1022-9.
20) Ozkaynak B, et al. Time from cardiac catheterization to cardiac surgery : a risk factor for acute kidney injury?. Interact Cardiovasc Thorac Surg.18 (6), 2014, 706-11.
21) Harris SK, et al. Relationship between patients' outcomes and the changes in serum creatinine and urine output and RIFLE classification in a large critical care cohort database. Kidney Int. 88 (2), 2015, 369-77.
22) Kellum JA, et al. Classifying AKI by Urine Output versus Serum Creatinine Level. J Am Soc Nephrol 26 (9), 2015 : 2231-8.
23) Perazella MA, et al. Diagnostic value of urine microscopy for differential diagnosis of acute kidney injury in hospitalized patients. Clin J Am Soc Nephrol. 3 (6), 2008, 1615-9.
24) Perazella MA, et al. Urine microscopy is associated with severity and worsening of acute kidney injury in hospitalized patients. Clin J Am Soc Nephrol. 5 (3), 2010, 402-8.
25) Gibney N, et al. Timing of initiation and discontinuation of renal replacement therapy in AKI : unanswered key questions. Clin J Am Soc Nephrol. 3 (3), 2008, 876-80.
26) Peltonen S, et al. The effect of combining intermittent hemodiafiltration with forced alkaline diuresis on plasma myoglobin in rhabdomyolysis. Acta Anaesthesiol Scand. 51 (5), 2007, 553-8.
27) 白井泉. 外傷と AKI. 腎と透析. 83(3), 2017, 459-65.
28) Uchino S, et al. Discontinuation of continuous renal replacement therapy : a post hoc analysis of a prospective multicenter observational study. Crit Care Med. 37(9), 2009, 2576-82.
29) 和田幸寛ほか. 空気塞栓症. 腎と透析. 74（臨時増刊）, 2013, 697-700.
30) Crain MR, et al. Fibrin sleeve stripping for salvage of failing hemodialysis catheters: technique and initial results. Radiology. 198 (1), 1996, 41-4.

## 資料編

特定行為に係る看護師の研修制度の概要

# 特定行為に係る看護師の研修制度の概要

　特定行為に係る看護師の研修制度は、「地域における医療及び介護の総合的な確保を推進するための関係法律の整備等に関する法律」（平成 26 年法律第 83 号）により、「保健師助産師看護師法」（昭和 23 年法律第 203 号）の一部が改正され、平成 27 年 10 月 1 日から施行されることとなった。これに伴い、平成 27 年 3 月 13 日に、保健師助産師看護師法第 37 条の 2 第 2 項第 1 号に規定する特定行為及び同項第 4 号に規定する「特定行為研修に関する省令」（平成 27 年厚生労働省第 33 号）が公布され、同 10 月 1 日から施行されることとなった。

　この新たな研修制度は、看護師が手順書により行う特定行為を標準化することにより、今後の在宅医療等を支えていく看護師を計画的に育成していくことを目的としている。

　特定行為研修省令により、法の一部が改正され、平成 27 年 10 月 1 日から、手順書により特定行為を行う看護師に特定行為研修の受講が義務付けられた。

## 制度創設の目的

　2025 年に向けて、さらなる在宅医療などの推進を図っていくためには、個別に熟練した看護師のみでは足りず、医師の判断を待たずに、手順書により、一定の診療の補助を行う看護師を養成し、確保する必要がある。本制度では、診療の補助のうち、実践的な理解力、思考力及び判断力並びに高度かつ専門的な知識及び技能が特に必要とされるもの（特定行為）を明確化し、手順書により特定行為を行う看護師への研修が義務化されている。また、特定行為を手順書（医師又は歯科医師が看護師に診療の補助を行わせるためにその指示として作成する文書）により行う看護師は、指定研修機関（1 又は 2 以上の特定行為区分に係る特定行為研修を行う学校、病院その他の者であって、厚生労働大臣が指定するもの）において、当該特定行為の特定区分に係る特定行為研修を受けなければならない（保健師助産師看護師法第 37 条の 2　2015.10.1 より施行）。

## 特定行為とは

　特定行為とは、診療の補助であって、看護師が手順書により行う場合は、実践的な理解力、思考力及び判断力並びに高度かつ専門的な知識及び技能が特に必要とされるもので 38 行為である（**図 1**、**表 1**）。

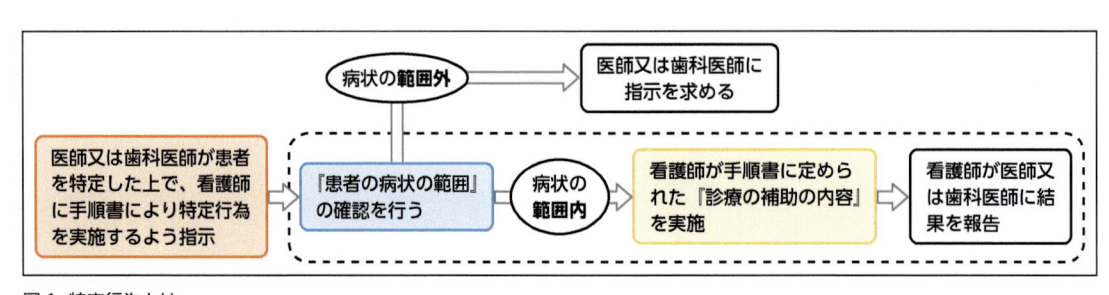

図 1. 特定行為とは
厚生労働省「特定行為に係る看護師の研修制度」より引用

## 表 1. 特定行為 38 行為

\* 「歯科医行為」の場合は「医師」を「歯科医師」と読み替えるものとする

| 特定行為 | 特定行為の概要 |
| --- | --- |
| 経口用気管チューブ又は経鼻用気管チューブの位置の調整 | 医師の指示の下、手順書により、身体所見（呼吸音、一回換気量、胸郭の上がり等）及び検査結果（経皮的動脈血酸素飽和度（$SpO_2$）、レントゲン所見等）等が医師から指示された病状の範囲にあることを確認し、適切な部位に位置するように、経口用気管チューブ又は経鼻用気管チューブの深さの調整を行う。 |
| 侵襲的陽圧換気の設定の変更 | 医師の指示の下、手順書により、身体所見（人工呼吸器との同調、一回換気量、意識レベル等）及び検査結果（動脈血液ガス分析、経皮的動脈血酸素飽和度（$SpO_2$）等）等が医師から指示された病状の範囲にあることを確認し、酸素濃度や換気様式、呼吸回数、一回換気量等の人工呼吸器の設定条件を変更する。 |
| 非侵襲的陽圧換気の設定の変更 | 医師の指示の下、手順書により、身体所見（呼吸状態、気道の分泌物の量、努力呼吸の有無、意識レベル）及び検査結果（動脈血液ガス分析、経皮的動脈血酸素飽和度（$SpO_2$）等）等が医師から指示された病状の範囲にあることを確認し、非侵襲的陽圧換気療法（NPPV）の設定条件を変更する。 |
| 人工呼吸管理がなされている者に対する鎮静薬の投与量の調整 | 医師の指示の下、手順書により、身体所見（睡眠や覚醒のリズム、呼吸状態、人工呼吸器との同調等）及び検査結果（動脈血液ガス分析、経皮的動脈血酸素飽和度（$SpO_2$）等）等が医師から指示された病状の範囲にあることを確認し、鎮静薬の投与量の調整を行う。 |
| 人工呼吸器からの離脱 | 医師の指示の下、手順書により、身体所見（呼吸状態、一回換気量、努力呼吸の有無、意識レベル等）、検査結果（動脈血液ガス分析、経皮的動脈血酸素飽和度（$SpO_2$）等）及び血行動態等が医師から指示された病状の範囲にあることを確認し、人工呼吸器からの離脱（ウィーニング）を行う。 |
| 気管カニューレの交換 | 医師の指示の下、手順書により、気管カニューレの状態（カニューレ内の分泌物の貯留、内腔の狭窄の有無等）、身体所見（呼吸状態等）及び検査結果（経皮的動脈血酸素飽和度（$SpO_2$）等）等が医師から指示された病状の範囲にあることを確認し、留置されている気管カニューレの交換を行う。 |
| 一時的ペースメーカの操作及び管理 | 医師の指示の下、手順書により、身体所見（血圧、自脈とペーシングとの調和、動悸の有無、めまい、呼吸困難感等）及び検査結果（心電図モニター所見等）等が医師から指示された病状の範囲にあることを確認し、ペースメーカの操作及び管理を行う。 |
| 一時的ペースメーカリードの抜去 | 医師の指示の下、手順書により、身体所見（血圧、自脈とペーシングとの調和、動悸の有無、めまい、呼吸困難感等）及び検査結果（心電図モニター所見等）等が医師から指示された病状の範囲にあることを確認し、経静脈的に挿入され右心室内に留置されているリードを抜去する。抜去部は、縫合、結紮閉鎖又は閉塞性ドレッシング剤の貼付を行う。縫合糸で固定されている場合は抜糸を行う。 |
| 経皮的心肺補助装置の操作及び管理 | 医師の指示の下、手順書により、身体所見（挿入部の状態、末梢冷感の有無、尿量等）、血行動態（収縮期圧、肺動脈楔入圧（PCWP）、心係数（CI）、混合静脈血酸素飽和度（$SvO_2$）、中心静脈圧（CVP）等）及び検査結果（活性化凝固時間（ACT）等）等が医師から指示された病状の範囲にあることを確認し、経皮的心肺補助装置（PCPS）の操作及び管理を行う。 |
| 大動脈内バルーンパンピングからの離脱を行うときの補助の頻度の調整 | 医師の指示の下、手順書により、身体所見（胸部症状、呼吸困難感の有無、尿量等）及び血行動態（血圧、肺動脈楔入圧（PCWP）、混合静脈血酸素飽和度（$SvO_2$）、心係数（CI）等）等が医師から指示された病状の範囲にあることを確認し、大動脈内バルーンパンピング（IABP）離脱のための補助の頻度の調整を行う。 |
| 心囊<sup>のう</sup>ドレーンの抜去 | 医師の指示の下、手順書により、身体所見（排液の性状や量、挿入部の状態、心タンポナーデ症状の有無等）及び検査結果等が医師から指示された病状の範囲にあることを確認し、手術後の出血等の確認や液体等の貯留を予防するために挿入されている状況又は患者の病態が長期にわたって管理され安定している状況において、心囊部へ挿入・留置されているドレーンを抜去する。抜去部は、縫合、結紮閉鎖又は閉塞性ドレッシング剤の貼付を行う。縫合糸で固定されている場合は抜糸を行う。 |
| 低圧胸腔内持続吸引器の吸引圧の設定及びその変更 | 医師の指示の下、手順書により、身体所見（呼吸状態、エアリークの有無、排液の性状や量等）及び検査結果（レントゲン所見等）等が医師から指示された病状の範囲にあることを確認し、吸引圧の設定及びその変更を行う。 |
| 胸腔ドレーンの抜去 | 医師の指示の下、手順書により、身体所見（呼吸状態、エアリークの有無、排液の性状や量、挿入部の状態等）及び検査結果（レントゲン所見等）等が医師から指示された病状の範囲にあることを確認し、手術後の出血等の確認や液体等の貯留を予防するために挿入されている状況又は患者の病態が長期にわたって管理され安定している状況において、胸腔内に挿入・留置されているドレーンを、患者の呼吸を誘導しながら抜去する。抜去部は、縫合又は結紮閉鎖する。縫合糸で固定されている場合は抜糸を行う。 |
| 腹腔ドレーンの抜去（腹腔内に留置された穿刺針の抜針を含む。） | 医師の指示の下、手順書により、身体所見（排液の性状や量、腹痛の程度、挿入部の状態等）等が医師から指示された病状の範囲にあることを確認し、腹腔内に挿入・留置されているドレーン又は穿刺針を抜去する。抜去部は、縫合、結紮閉鎖又は閉塞性ドレッシング剤の貼付を行う。縫合糸で固定されている場合は抜糸を行う。 |
| 胃ろうカテーテル若しくは腸ろうカテーテル又は胃ろうボタンの交換 | 医師の指示の下、手順書により、身体所見（ろう孔の破たんの有無、接着部や周囲の皮膚の状態、発熱の有無等）等が医師から指示された病状の範囲にあることを確認し、胃ろうカテーテル若しくは腸ろうカテーテル又は胃ろうボタンの交換を行う。 |
| 膀胱ろうカテーテルの交換 | 医師の指示の下、手順書により、身体所見（ろう孔の破たんの有無、接着部や周囲の皮膚の状態、発熱の有無等）等が医師から指示された病状の範囲にあることを確認し、膀胱ろうカテーテルの交換を行う。 |
| 中心静脈カテーテルの抜去 | 医師の指示の下、手順書により、身体所見（発熱の有無、食事摂取量等）及び検査結果等が医師から指示された病状の範囲にあることを確認し、中心静脈に挿入されているカテーテルを引き抜き、止血するとともに、全長が抜去されたことを確認する。抜去部は、縫合、結紮閉鎖又は閉塞性ドレッシング剤の貼付を行う。縫合糸で固定されている場合は抜糸を行う。 |
| 末梢留置型中心静脈注射用カテーテルの挿入 | 医師の指示の下、手順書により、身体所見（末梢血管の状態に基づく末梢静脈点滴実施の困難さ、食事摂取量等）及び検査結果等が医師から指示された病状の範囲にあることを確認し、超音波検査において穿刺静脈を選択し、経皮的に肘静脈又は上腕静脈を穿刺し、末梢留置型中心静脈注射用カテーテル（PICC）を挿入する。 |

## 表 1. 特定行為 38 行為（つづき）

| 特定行為 | 特定行為の概要 |
| --- | --- |
| 褥瘡又は慢性創傷の治療における血流のない壊死組織の除去 | 医師の指示の下、手順書により、身体所見（血流のない壊死組織の範囲、肉芽の形成状態、膿や滲出液の有無、褥瘡部周囲の皮膚の発赤の程度、感染徴候の有無等）、検査結果及び使用中の薬剤等が医師から指示された病状の範囲にあることを確認し、鎮痛が担保された状況において、血流のない遊離した壊死組織を滅菌ハサミ（剪刀）、滅菌鑷子等で取り除き、創洗浄、注射針を用いた穿刺による排膿等を行う。出血があった場合は圧迫止血や双極性凝固器による止血処置を行う。 |
| 創傷に対する陰圧閉鎖療法 | 医師の指示の下、手順書により、身体所見（創部の深さ、創部の分泌物、壊死組織の有無、発赤、腫脹、疼痛等）、血液検査結果及び使用中の薬剤等が医師から指示された病状の範囲にあることを確認し、創面全体を被覆剤で密封し、ドレナージ管を接続し吸引装置の陰圧の設定、モード（連続、間欠吸引）選択を行う。 |
| 創部ドレーンの抜去 | 医師の指示の下、手順書により、身体所見（排液の性状や量、挿入部の状態、発熱の有無等）及び検査結果等が医師から指示された病状の範囲にあることを確認し、創部に挿入・留置されているドレーンを抜去する。抜去部は開放、ガーゼドレナージ又は閉塞性ドレッシング剤の貼付を行う。縫合糸で固定されている場合は抜糸を行う。 |
| 直接動脈穿刺法による採血 | 医師の指示の下、手順書により、身体所見（呼吸状態、努力呼吸の有無等）及び検査結果（経皮的動脈血酸素飽和度（SpO$_2$）等）等が医師から指示された病状の範囲にあることを確認し、経皮的に橈骨動脈、上腕動脈、大腿動脈等を穿刺し、動脈血を採取した後、針を抜き圧迫止血を行う。 |
| 橈骨動脈ラインの確保 | 医師の指示の下、手順書により、身体所見（呼吸状態、努力呼吸の有無、チアノーゼ等）及び検査結果（動脈血液ガス分析、経皮的動脈血酸素飽和度（SpO$_2$）等）等が医師から指示された病状の範囲にあることを確認し、経皮的に橈骨動脈から穿刺し、内套針に動脈血の逆流を確認後に針を進め、最終的に外套のカニューレのみを動脈内に押し進め留置する。 |
| 急性血液浄化療法における血液透析器又は血液透析濾過器の操作及び管理 | 医師の指示の下、手順書により、身体所見（血圧、体重の変化、心電図モニター所見等）、検査結果（動脈血液ガス分析、血中尿素窒素（BUN）、カリウム値等）及び循環動態等が医師から指示された病状の範囲にあることを確認し、急性血液浄化療法における血液透析器又は血液透析濾過装置の操作及び管理を行う。 |
| 持続点滴中の高カロリー輸液の投与量の調整 | 医師の指示の下、手順書により、身体所見（食事摂取量、栄養状態等）及び検査結果等が医師から指示された病状の範囲にあることを確認し、持続点滴中の高カロリー輸液の投与量の調整を行う。 |
| 脱水症状に対する輸液による補正 | 医師の指示の下、手順書により、身体所見（食事摂取量、皮膚の乾燥の程度、排尿回数、発熱の有無、口渇や倦怠感の程度等）及び検査結果（電解質等）等が医師から指示された病状の範囲にあることを確認し、輸液による補正を行う。 |
| 感染徴候がある者に対する薬剤の臨時の投与 | 医師の指示の下、手順書により、身体所見（尿混濁の有無、発熱の程度等）及び検査結果等が医師から指示された病状の範囲にあることを確認し、感染徴候時の薬剤を投与する。 |
| インスリンの投与量の調整 | 医師の指示の下、手順書（スライディングスケールは除く）により、身体所見（口渇、冷汗の程度、食事摂取量等）及び検査結果（血糖値等）等が医師から指示された病状の範囲にあることを確認し、インスリンの投与量の調整を行う。 |
| 硬膜外カテーテルによる鎮痛剤の投与及び投与量の調整 | 医師の指示の下、手順書により、身体所見（疼痛の程度、嘔気や呼吸困難感の有無、血圧等）、術後経過（安静度の拡大等）及び検査結果等が医師から指示された病状の範囲にあることを確認し、硬膜外カテーテルからの鎮痛剤の投与及び投与量の調整を行う（患者自己調節鎮痛法（PCA）を除く）。 |
| 持続点滴中のカテコラミンの投与量の調整 | 医師の指示の下、手順書により、身体所見（動悸の有無、尿量、血圧等）、血行動態及び検査結果等が医師から指示された病状の範囲にあることを確認し、持続点滴中のカテコラミン（注射薬）の投与量の調整を行う。 |
| 持続点滴中のナトリウム、カリウム又はクロールの投与量の調整 | 医師の指示の下、手順書により、身体所見（口渇や倦怠感の程度、不整脈の有無、尿量等）及び検査結果（電解質、酸塩基平衡等）等が医師から指示された病状の範囲にあることを確認し、持続点滴中のナトリウム、カリウム又はクロール（注射薬）の投与量の調整を行う。 |
| 持続点滴中の降圧剤の投与量の調整 | 医師の指示の下、手順書により、身体所見（意識レベル、尿量の変化、血圧等）及び検査結果等が医師から指示された病状の範囲にあることを確認し、持続点滴中の降圧剤（注射薬）の投与量の調整を行う。 |
| 持続点滴中の糖質輸液又は電解質輸液の投与量の調整 | 医師の指示の下、手順書により、身体所見（食事摂取量、栄養状態、尿量、水分摂取量、不感蒸泄等）等が医師から指示された病状の範囲にあることを確認し、持続点滴中の糖質輸液、電解質輸液の投与量の調整を行う。 |
| 持続点滴中の利尿剤の投与量の調整 | 医師の指示の下、手順書により、身体所見（口渇、血圧、尿量、水分摂取量、不感蒸泄等）及び検査結果（電解質等）等が医師から指示された病状の範囲にあることを確認し、持続点滴中の利尿剤（注射薬）の投与量の調整を行う。 |
| 抗けいれん剤の臨時の投与 | 医師の指示の下、手順書により、身体所見（発熱の程度、頭痛や嘔吐の有無、発作の様子等）及び既往の有無等が医師から指示された病状の範囲にあることを確認し、抗けいれん剤 を投与する。 |
| 抗精神病薬の臨時の投与 | 医師の指示の下、手順書により、身体所見（興奮状態の程度や継続時間、せん妄の有無等）等が医師から指示された病状の範囲にあることを確認し、抗精神病薬を投与する。 |
| 抗不安薬の臨時の投与 | 医師の指示の下、手順書により、身体所見（不安の程度や継続時間等）等が医師から指示された病状の範囲にあることを確認し、抗不安薬を投与する。 |
| 抗癌剤その他の薬剤が血管外に漏出したときのステロイド薬の局所注射及び投与量の調整 | 医師の指示の下、手順書により、身体所見（穿刺部位の皮膚の発赤や腫脹の程度、疼痛の有無等）及び漏出した薬剤の量等が医師から指示された病状の範囲にあることを確認し、副腎皮質ステロイド薬（注射薬）の局所注射及び投与量の調整 を行う。 |

厚生労働省「特定行為に係る看護師の研修制度」より引用

## ● 看護師の業務範囲に関する法律の整理

　医事法制上、医行為（当該行為を行うに当たり、医師の医学的判断及び技術をもってするのでなければ人体に危害を及ぼし、又は危害を及ぼすおそれのある行為）について、自身の判断により実施することができるのは医師に限定されている。しかしながら、看護師も医学的判断及び技術に関連する内容を含んだ専門教育を受け、一定の医学的な能力を有していることにかんがみ、一定の医行為（診療の補助）については、その能力の範囲内で実施できるか否かに関する医師の医学的判断を前提として、看護師も実施することができることとされている。

　厚生労働大臣に認定を受けた指定研修機関において、一定の研修を受けたものが、医師の指示（いわゆる手順書）に基づいてできる診療の補助行為である。医行為に近い範疇の診療補助である（**図2**）。

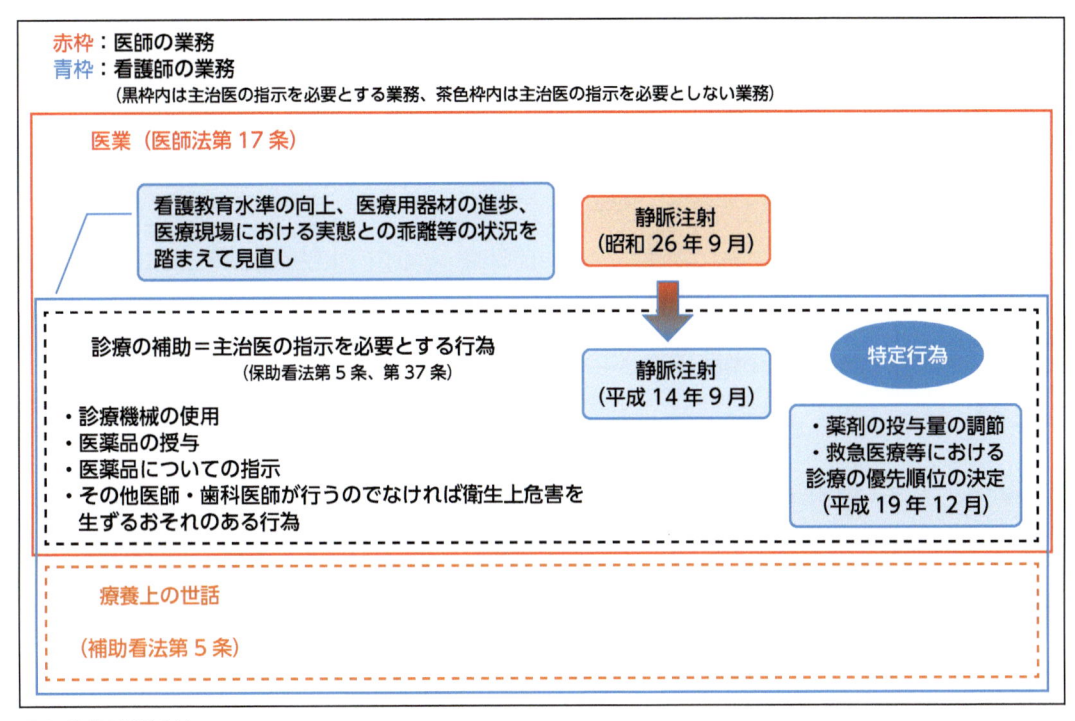

図2. 診療の補助とは
厚生労働省「特定行為に係る看護師の研修制度」より引用

## ● 特定行為区分とは

　特定行為区分とは、特定行為の区分であって、21区分である（**表2**）。

## 表 2. 特定行為区分 21 区分 38 行為

| 特定行為区分 | 特定行為 | 特定行為区分 | 特定行為 |
|---|---|---|---|
| 呼吸器（気道確保に係るもの）関連 | 経口用気管チューブ又は経鼻用気管チューブの位置の調整 | 創傷管理関連 | 褥瘡又は慢性創傷の治療における血流のない壊死組織の除去 |
| 呼吸器（人工呼吸療法に係るもの）関連 | 侵襲的陽圧換気の設定の変更 | | 創傷に対する陰圧閉鎖療法 |
| | 非侵襲的陽圧換気の設定の変更 | 創部ドレーン管理関連 | 創部ドレーンの抜去 |
| | 人工呼吸管理がなされている者に対する鎮静薬の投与量の調整 | 動脈血液ガス分析関連 | 直接動脈穿刺法による採血 |
| | 人工呼吸器からの離脱 | | 橈骨動脈ラインの確保 |
| 呼吸器（長期呼吸療法に係るもの）関連 | 気管カニューレの交換 | 透析管理関連 | 急性血液浄化療法における血液透析器又は血液透析濾過器の操作及び管理 |
| 循環器関連 | 一時的ペースメーカの操作及び管理 | 栄養及び水分管理に係る薬剤投与関連 | 持続点滴中の高カロリー輸液の投与量の調整 |
| | 一時的ペースメーカリードの抜去 | | 脱水症状に対する輸液による補正 |
| | 経皮的心肺補助装置の操作及び管理 | 感染に係る薬剤投与関連 | 感染徴候がある者に対する薬剤の臨時の投与 |
| | 大動脈内バルーンパンピングからの離脱を行うときの補助の頻度の調整 | 血糖コントロールに係る薬剤投与関連 | インスリンの投与量の調整 |
| 心嚢ドレーン管理関連 | 心嚢ドレーンの抜去 | 術後疼痛管理関連 | 硬膜外カテーテルによる鎮痛剤の投与及び投与量の調整 |
| 胸腔ドレーン管理関連 | 低圧胸腔内持続吸引器の吸引圧の設定及びその変更 | 循環動態に係る薬剤投与関連 | 持続点滴中のカテコラミンの投与量の調整 |
| | 胸腔ドレーンの抜去 | | 持続点滴中のナトリウム、カリウム又はクロールの投与量の調整 |
| 腹腔ドレーン管理関連 | 腹腔ドレーンの抜去（腹腔内に留置された穿刺針の抜針を含む） | | 持続点滴中の降圧剤の投与量の調整 |
| ろう孔管理関連 | 胃ろうカテーテル若しくは腸ろうカテーテル又は胃ろうボタンの交換 | | 持続点滴中の糖質輸液又は電解質輸液の投与量の調整 |
| | 膀胱ろうカテーテルの交換 | | 持続点滴中の利尿剤の投与量の調整 |
| 栄養に係るカテーテル管理（中心静脈カテーテル管理）関連 | 中心静脈カテーテルの抜去 | 精神及び神経症状に係る薬剤投与関連 | 抗けいれん剤の臨時の投与 |
| | | | 抗精神病薬の臨時の投与 |
| 栄養に係るカテーテル管理（末梢留置型中心静脈注射用カテーテル管理）関連 | 末梢留置型中心静脈注射用カテーテルの挿入 | | 抗不安薬の臨時の投与 |
| | | 皮膚損傷に係る薬剤投与関連 | 抗癌剤その他の薬剤が血管外に漏出したときのステロイド薬の局所注射及び投与量の調整 |

厚生労働省「特定行為に係る看護師の研修制度」より引用

## ● 手順書とは

　手順書とは、医師又は歯科医師が看護師に診察の補助を行わせるためにその指示として作成する文書又は電磁的記録であって、次に掲げる事項が定められているものであること（保健師助産師看護師法第 37 条の 2 第 2 項第 2 号、特定行為研修省令第 2 条関係）。

### 手順書に定めるべき事項

1) 当該手順書に係る特定行為の対象となる患者（以下、患者の特定）
2) 看護師に診療の補助を行わせる患者の病状の範囲（以下、病状の範囲）
3) 診療の補助の内容
4) 特定行為を行うときに確認すべき事項（以下、確認すべき事項）
5) 医療の安全を確保するために医師または歯科医師との連絡が必要となった場合の連絡体制（以下、連絡体制）
6) 特定行為を行った後の医師又は歯科医師に対する報告の方法（以下、報告方法）

# 特定行為研修とは

　特定行為研修とは、看護師が手順書により特定行為を行う場合に特に必要とされる実践的な理解力、思考力及び判断力並びに高度かつ専門的な知識及び技能の向上を図るための研修であって、特定行為区分ごとに特定行為研修の基準に適合するものをいう。

## ● 基本理念

　特定行為研修は、チーム医療のキーパーソンである看護師が、患者及び国民並びに医師又は歯科医師その他医療関係者から期待される役割を十分に担うため、医療安全に配慮し、在宅を含む医療現場において、高度な臨床実践能力を発揮できるよう、自己研鑽を継続する基盤を構築する者でなければならないとされている。

## ● 特定行為研修の内容

　特定行為研修は、**図 3** のような研修により構成される。

## ● 共通科目

　共通科目は、看護師が手順書により特定行為を行う場合に特に必要とされる実践的な理解力、思考力及び判断力並びに高度かつ専門的な知識及び技能であって、全ての特定行為区分に共通するものの向上を図るための研修をいう。

### 共通科目の到達目標（表 3）

1. 多様な臨床場面において重要な病態の変化や疾患を包括的にいち早くアセスメントする基本的な能力を身につける。
2. 多様な臨床場面において必要な治療を理解し、ケアを導くための基本的な能力を身につける。
3. 多様な臨床場面において患者の安心に配慮しつつ、必要な特定行為を安全に実践する能力を身につける。
4. 問題解決に向けて多職種と効果的に協働する能力を身につける。
5. 自らの看護実践を見直しつつ標準化する能力を身につける。

| 『共通科目』 | | 『区分別科目』 |
|---|---|---|
| 全ての特定行為区分に共通するものの<br>向上を図るための研修 | | 特定行為区分ごとに異なるものの<br>向上を図るための研修 |

○共通科目の各科目及び区分別科目は、講義、演習又は実習により行う。
○共通科目の各科目及び区分別科目の履修の成果は、筆記試験その他の適切な方法により評価を行う。

図 3. 特定行為研修の内容
厚生労働省医政局看護課看護サービス推進室「看護師の特定行為研修の概要について」より引用

## 表 3. 共通科目の到達目標

| 科目 | 学ぶべき事項 | 時間 | 方法 | 評価方法 |
|---|---|---|---|---|
| 臨床病態生理学 | 臨床解剖学、臨床病理学、臨床生理学を学ぶ<br>1. 臨床解剖学総論<br>2. 臨床解剖学各論<br>3. 臨床病理学総論<br>4. 臨床病理学各論<br>5. 臨床生理学総論<br>6. 臨床生理学各論 | 45 | 講義演習 | 筆記試験 |
| 臨床推論 | 臨床診断学、臨床検査学、症候学、臨床疫学を学ぶ<br>1. 診療のプロセス<br>2. 臨床推論（症候学を含む）の理論と演習<br>3. 医療面接の理論と演習・実習<br>4. 各種臨床検査の理論と演習<br>　心電図 / 血液検査 / 尿検査 / 病理検査 / 微生物学検査 / 生理機能検査 /<br>　その他の検査<br>5. 画像検査の理論と演習<br>　放射線の影響 / 単純エックス線検査 / 超音波検査 /CT・MRI/ その他の<br>　画像検査<br>6. 臨床疫学の理論と演習 | 45 | 講義演習<br>実習（医療面接） | 筆記試験<br>各種実習の観察評価 |
| フィジカルアセスメント | 身体診察・診断学（演習含む）を学ぶ<br>1. 身体診察基本手技の理論と演習・実習<br>2. 部位別身体診察手技と所見の理論と演習・実習<br>　全身状態とバイタルサイン / 頭頸部 / 胸部 / 腹部 / 四肢・脊柱 / 泌尿・<br>　生殖器 / 乳房・リンパ節 / 神経系<br>3. 身体診察の年齢による変化<br>　小児 / 高齢者<br>4. 状況に応じた身体診察<br>　救急医療 / 在宅医療 | 45 | 講義演習<br>実習（身体診察手技） | 筆記試験<br>各種実習の観察評価 |
| 臨床薬理学 | 薬剤学、薬理学を学ぶ<br>1. 薬物動態の理論と演習<br>2. 主要薬物の薬理作用・副作用の理論と演習<br>3. 主要薬物の相互作用の理論と演習<br>4. 主要薬物の安全管理と処方の理論と演習<br>※年齢による特性（小児 / 高齢者）を含む | 45 | 講義演習 | 筆記試験 |
| 疾病・臨床病態概論 | 主要疾患（5 疾病）の臨床診断・治療を学ぶ<br>1. 5 疾病の病態と臨床診断・治療の概論<br>　悪性腫瘍 / 脳血管障害 / 急性心筋梗塞 / 糖尿病 / 精神疾患<br>2. その他の主要疾患の病態と臨床診断・治療の概論<br>　循環器系 / 呼吸器系 / 消化器系 / 腎泌尿器系 / 内分泌・代謝系 / 免疫・<br>　膠原病系 / 血液・リンパ系 / 神経系 / 小児科 / 産婦人科 / 精神系 / 運<br>　動器系 / 感覚器系 / 感染症 / その他 | 45 | 講義演習 | 筆記試験 |
| | 年齢や状況に応じた臨床診断・治療（小児、高齢者、救急医学等）を学ぶ<br>1. 小児の臨床診断・治療の特性と演習<br>2. 高齢者の臨床診断・治療の特性と演習<br>3. 救急医療の臨床診断・治療の特性と演習<br>4. 在宅医療の臨床診断・治療の特性と演習 | 15 | | |
| 医療安全学 | 医療倫理、医療管理、医療安全、ケアの質保証（Quality Care Assurance）を学ぶ<br>1. 医療倫理の理論<br>2. 医療倫理の事例検討<br>3. 医療管理の理論<br>4. 医療管理の事例検討<br>5. 医療安全の法的側面<br>6. 医療安全の事例検討・実習<br>7. ケアの質保証の理論<br>8. ケアの質保証の事例検討 | 30 | 講義演習<br>実習（医療安全） | 筆記試験<br>各種実習の観察評価 |
| 特定行為実践 | 多職種協働実践（Inter Professional Work (IPW)）（他職種との事例検討等の演習を含む）を学ぶ<br>1. チーム医療の理論と演習・実習<br>2. チーム医療の事例検討<br>3. コンサルテーションの方法<br>4. 多職種協働の課題<br>※特定行為研修を修了した看護師のチーム医療における役割を含む特定行為実践のための関連法規を学ぶ<br>1. 特定行為関連法規<br>2. インフォームドコンセントの理論<br>3. インフォームドコンセントの演習 | 45 | 講義演習<br>実習（チーム医療） | 筆記試験<br>各種実習の観察評価 |
| 計 | | 315 | | |

厚生労働省「就労型継続支援型の看護師の特定行為研修の実施にあたっての手引き 平成 27 年度改訂版」13 より引用

## ● 区分別科目

区分別科目は、看護師が手順書により特定行為を行う場合に特に必要とされる実践的な理解力、思考力及び判断力並びに高度かつ専門的な知識及び技能の向上を図るための研修であって、特定行為区分ごとに異なるものの向上を図るための研修である。

### 区分別科目の到達目標（表4）

1. 多様な臨床場面において当該特定行為を行うための知識、技術及び態度の基礎を身につける。
2. 多様な臨床場面において、医師又は歯科医師から手順書による指示を受け、実施の可否の判断、実施及び報告の一連の流れを適切に行うための基礎的な実践能力を身につける。

## ● 研修の流れ（図4）

研修内容は、講義、演習、実習で行う。研修の流れは、区分別科目によって異なる。

共通科目315時間、各区分別科目は区分毎に設定された時間の履修が必要である。

1. 研修は、講義、演習、実習で行う。
2. 講義とは、各科目の分野について学習内容を説明すること。
3. 演習とは、講義で学んだ内容を基礎として、少人数に分かれて指導者のもとで、議論や発表を行う形式の授業をいうこと。症例検討やペーパーシミュレーション等が含まれること。
4. 実習とは、講義や演習で学んだ内容を基礎として、少人数に分かれて指導者のもとで、主に実技を中心に学ぶ形式の授業をいうこと。
   1) 実習は、実習室で受講生同士が患者役になるロールプレイや、模型・シミュレーターを用いて実技を行う時間と、医療現場（病棟、外来、在宅等）で行うものであり、単に現場にいるだけでは実習時間にならない。

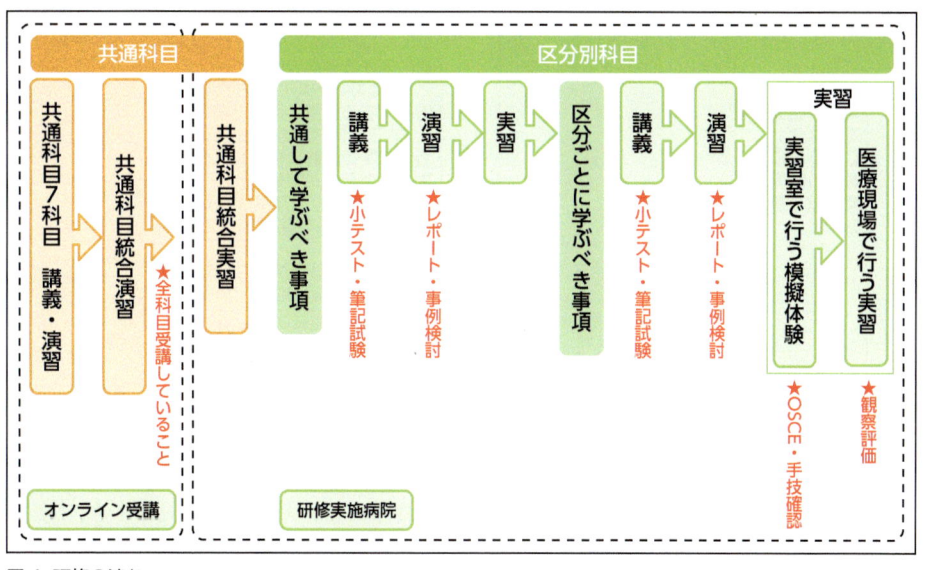

図4. 研修の流れ

## 表 4. 区分別科目の到達目標

| 区分名 | 時間（計） | 特定行為名 | 特定行為区分に含まれる特定行為に共通して学ぶべき事項 内容 | 時間 | 特定行為ごとに学ぶべき事項 内容 | 時間 | 方法 | 評価方法 |
|---|---|---|---|---|---|---|---|---|
| 呼吸器（気道確保に係るもの）関連 | 22 | 経口用気管チューブ又は経鼻用気管チューブの位置の調整 | 1．気道確保に関する局所解剖<br>2．経口用気管チューブ又は経鼻用気管チューブの位置の調整に関する病態生理<br>3．経口用気管チューブ又は経鼻用気管チューブの位置の調整に関するフィジカルアセスメント<br>4．経口又は経鼻気管挿管の目的<br>5．経口又は経鼻気管挿管の適応と禁忌<br>6．経口用気管チューブ又は経鼻用気管チューブの種類と適応<br>7．経口用気管チューブ又は経鼻用気管チューブによる呼吸管理<br>8．バックバルブマスク（BVM）を用いた用手換気 | 10 | 1．経口用気管チューブ又は経鼻用気管チューブの位置の調整の目的<br>2．経口用気管チューブ又は経鼻用気管チューブの位置の調整の適応と禁忌<br>3．経口用気管チューブ又は経鼻用気管チューブの位置の調整に伴うリスク（有害事象とその対策等）<br>4．経口用気管チューブ又は経鼻用気管チューブの位置の調整の手技 | 12 | 講義実習※ | 筆記試験実技試験（OSCE）各種実習の観察評価 |
| 呼吸器（人工呼吸療法に係るもの）関連 | 63 | 侵襲的陽圧換気の設定の変更 | 1．人工呼吸療法の目的<br>2．人工呼吸療法の適応と禁忌<br>3．人工呼吸療法に関する局所解剖<br>4．人工呼吸療法を要する主要疾患の病態生理<br>5．人工呼吸療法を要する主要疾患のフィジカルアセスメント<br>6．人工呼吸器管理の適応と禁忌<br>7．人工呼吸器のメカニズム・種類・構造 | 15 | 1．侵襲的陽圧換気の設定の目的<br>2．侵襲的陽圧換気の設定条件の変更の適応と禁忌<br>3．侵襲的陽圧換気の設定条件の変更に伴うリスク（有害事象とその対策等）<br>4．侵襲的陽圧換気の選択と適応<br>5．侵襲的陽圧換気の設定条件の変更方法 | 12 | 講義演習実習※ | 筆記試験各種実習の観察評価 |
| | | 非侵襲的陽圧換気の設定の変更 | | | 1．非侵襲的陽圧換気の目的<br>2．非侵襲的陽圧換気の適応と禁忌<br>3．非侵襲的陽圧換気の設定条件の変更に伴うリスク（有害事象とその対策等）<br>4．非侵襲的陽圧換気の設定条件の選択<br>5．非侵襲的陽圧換気の設定条件の変更方法 | 12 | | |
| | | 人工呼吸管理がなされている者に対する鎮静薬の投与量の調整 | | | 1．人工呼吸管理がなされている者に対する鎮静の目的<br>2．人工呼吸管理がなされている者に対する鎮静の適応と禁忌<br>3．人工呼吸管理がなされている者に対する鎮静に伴うリスク（有害事象とその対策等）<br>4．人工呼吸管理がなされている者に対する鎮静薬の選択と投与量<br>5．人工呼吸管理がなされている者に対する鎮静の方法 | 12 | | |
| | | 人工呼吸器からの離脱 | | | 1．人工呼吸器からの離脱の目的<br>2．人工呼吸器からの離脱の適応と禁忌<br>3．人工呼吸器からの離脱に伴うリスク（有害事象とその対策等）<br>4．人工呼吸器からの離脱の方法 | 12 | | |

表 4. 区分別科目の到達目標（つづき）

| 区分名 | 時間（計） | 特定行為名 | 特定行為区分に含まれる特定行為に共通して学ぶべき事項 | | 特定行為ごとに学ぶべき事項 | | 方法 | 評価方法 |
|---|---|---|---|---|---|---|---|---|
| | | | 内容 | 時間 | 内容 | 時間 | | |
| 呼吸器（長期呼吸療法に係るもの）関連 | 21 | 気管カニューレの交換 | 1. 気管切開に関する局所解剖<br>2. 気管切開を要する主要疾患の病態生理<br>3. 気管切開を要する主要疾患のフィジカルアセスメント<br>4. 気管切開の目的<br>5. 気管切開の適応と禁忌<br>6. 気管切開に伴うリスク（有害事象とその対策等） | 12 | 1. 気管カニューレの適応と禁忌<br>2. 気管カニューレの構造と選択<br>3. 気管カニューレの交換の手技<br>4. 気管カニューレの交換の困難例の種類とその対応 | 9 | 講義<br>実習※ | 筆記試験<br>実技試験（OSCE）<br>各種実習の観察評価 |
| 循環器関連 | 45 | 一時的ペースメーカーの操作・管理 | 1. 一時的ペースメーカー、経皮的心肺補助装置、大動脈内バルーンパンピングに関する局所解剖<br>2. 一時的ペースメーカー、経皮的心肺補助装置、大動脈内バルーンパンピングを要する主要疾患の病態生理<br>3. 一時的ペースメーカー、経皮的心肺補助装置、大動脈内バルーンパンピングを要する主要疾患のフィジカルアセスメント | 9 | 1. 一時的ペースメーカーの目的<br>2. 一時的ペースメーカーの適応と禁忌<br>3. 一時的ペースメーカーに伴うリスク（有害事象とその対策等）<br>4. ペーシング器機の種類とメカニズム<br>5. ペースメーカーのモードの選択と適応<br>6. 一時的ペースメーカーの操作及び管理方法<br>7. 患者・家族への指導及び教育 | 9 | 講義<br>演習<br>実習※ | 筆記試験<br>各種実習の観察評価 |
| | | 一時的ペースメーカーリードの抜去 | | | 1. 一時的ペースメーカーリードの抜去の目的<br>2. 一時的ペースメーカーリードの抜去の適応と禁忌<br>3. 一時的ペースメーカーリードの抜去に伴うリスク（有害事象とその対策等）<br>4. 一時的ペースメーカーリードの抜去の方法 | 9 | 講義<br>実習※ | |
| | | 経皮的心肺補助装置の操作及び管理 | | | 1. 経皮的心肺補助装置の目的<br>2. 経皮的心肺補助装置の適応と禁忌<br>3. 経皮的心肺補助装置とそのリスク（有害事象とその対策等）<br>4. 経皮的心肺補助装置のメカニズム<br>5. 経皮的心肺補助装置の操作及び管理の方法 | 9 | 講義<br>演習<br>実習※ | |
| | | 大動脈内バルーンパンピングからの離脱を行うときの補助の頻度の調整 | | | 1. 大動脈内バルーンパンピングの目的<br>2. 大動脈内バルーンパンピングの適応と禁忌<br>3. 大動脈内バルーンパンピングに伴うリスク（有害事象とその対策等）<br>4. 大動脈内バルーンパンピングの操作及び管理の方法<br>5. 大動脈内バルーンパンピングからの離脱のための補助の頻度の調整の適応と禁忌<br>6. 大動脈内バルーンパンピングからの離脱のための補助の頻度の調整に伴うリスク（有害事象とその対策等）<br>7. 大動脈内バルーンパンピングからの離脱の操作及び管理の方法 | 9 | 講義<br>演習<br>実習※ | |

## 表 4. 区分別科目の到達目標（つづき）

| 区分名 | 時間（計） | 特定行為名 | 特定行為区分に含まれる特定行為に共通して学ぶべき事項 | | 特定行為ごとに学ぶべき事項 | | 方法 | 評価方法 |
|---|---|---|---|---|---|---|---|---|
| | | | 内容 | 時間 | 内容 | 時間 | | |
| 心嚢ドレーン管理関連 | 21 | 心嚢ドレーンの抜去 | 1. 心嚢ドレナージに関する局所解剖<br>2. 心嚢ドレナージを要する主要疾患の病態生理<br>3. 心嚢ドレナージを要する主要疾患のフィジカルアセスメント<br>4. 心嚢ドレナージの目的<br>5. 心嚢ドレナージの適応と禁忌<br>6. 心嚢ドレナージに伴うリスク（有害事象とその対策等） | 12 | 1. 心嚢ドレーンの抜去の適応と禁忌<br>2. 心嚢ドレーンの抜去に伴うリスク（有害事象とその対策等）<br>3. 心嚢ドレーンの抜去の方法と手技 | 9 | 講義実習※ | 筆記試験各種実習の観察評価 |
| 胸腔ドレーン管理関連 | 30 | 低圧胸腔内持続吸引器の吸引圧の設定及び設定の変更 | 1. 胸腔ドレナージに関する局所解剖<br>2. 胸腔ドレナージを要する主要疾患の病態生理<br>3. 胸腔ドレナージを要する主要疾患のフィジカルアセスメント<br>4. 胸腔ドレナージの目的<br>5. 胸腔ドレナージの適応と禁忌<br>6. 胸腔ドレナージに伴うリスク（有害事象とその対策等） | 12 | 1. 低圧胸腔内持続吸引の適応と禁忌<br>2. 低圧胸腔内持続吸引に伴うリスク（有害事象とその対策等）<br>3. 低圧胸腔内持続吸引器のメカニズムと構造<br>4. 低圧胸腔内持続吸引器の吸引圧の設定及びその変更方法 | 9 | 講義演習実習※ | 筆記試験各種実習の観察評価 |
| | | 胸腔ドレーンの抜去 | | | 1. 胸腔ドレーンの抜去の適応と禁忌<br>2. 胸腔ドレーンの抜去に伴うリスク（有害事象とその対策等）<br>3. 胸腔ドレーンの抜去の方法と手技 | 9 | 講義実習※ | |
| 腹腔ドレーン管理関連 | 21 | 腹腔ドレーンの抜去（腹腔内に留置された穿刺針の抜針を含む） | 1. 腹腔ドレナージに関する局所解剖<br>2. 腹腔ドレナージを要する主要疾患の病態生理<br>3. 腹腔ドレナージを要する主要疾患のフィジカルアセスメント<br>4. 腹腔ドレナージの目的<br>5. 腹腔ドレナージの適応と禁忌<br>6. 腹腔ドレナージに伴うリスク（有害事象とその対策等） | 12 | 1. 腹腔ドレーンの抜去の適応と禁忌<br>2. 腹腔ドレーンの抜去に伴うリスク（有害事象とその対策等）<br>3. 腹腔ドレーンの抜去の方法と手技 | 9 | 講義実習※ | 筆記試験各種実習の観察評価 |

表 4. 区分別科目の到達目標（つづき）

| 区分名 | 時間（計） | 特定行為名 | 特定行為区分に含まれる特定行為に共通して学ぶべき事項 | | 特定行為ごとに学ぶべき事項 | | 方法 | 評価方法 |
|---|---|---|---|---|---|---|---|---|
| | | | 内容 | 時間 | 内容 | 時間 | | |
| ろう孔管理関連 | 48 | 胃ろうカテーテル若しくは腸ろうカテーテル又は胃ろうボタンの交換 | 1. 胃ろう、腸ろう及び膀胱ろうに関する局所解剖<br>2. 胃ろう、腸ろう及び膀胱ろうを要する主要疾患の病態生理<br>3. 胃ろう、腸ろう及び膀胱ろうを要する主要疾患のフィジカルアセスメント<br>4. カテーテル留置と患者のQOL<br>5. カテーテルの感染管理<br>6. カテーテル留置に必要なスキンケア | 24 | 1. 胃ろう及び腸ろうの目的<br>2. 胃ろう及び腸ろうの適応と禁忌<br>3. 胃ろう及び腸ろうに伴うリスク（有害事象とその対策等）<br>4. 栄養に関する評価<br>5. 胃ろう造設の意思決定ガイドライン<br>6. 胃ろう及び腸ろう造設術の種類<br>7. 胃ろう、腸ろうカテーテル及び胃ろうボタンの種類と特徴<br>8. 胃ろう、腸ろうカテーテル及び胃ろうボタンの交換の時期<br>9. 胃ろう、腸ろうカテーテル及び胃ろうボタンの交換の方法 | 12 | 講義実習※ | 筆記試験実技試験（OSCE）各種実習の観察評価 |
| | | 膀胱ろうカテーテルの交換 | | | 1. 膀胱ろうの目的<br>2. 膀胱ろうの適応と禁忌<br>3. 膀胱ろうに伴うリスク（有害事象とその対策等）<br>4. 膀胱ろう造設術<br>5. 膀胱ろうカテーテルの種類と特徴<br>6. 膀胱ろうカテーテルの交換の時期<br>7. 膀胱ろうカテーテルの交換の方法 | 12 | | |
| 栄養に係るカテーテル管理（中心静脈カテーテル管理）関連 | 18 | 中心静脈カテーテルの抜去 | 1. 中心静脈カテーテルに関する局所解剖<br>2. 中心静脈カテーテルを要する主要疾患の病態生理<br>3. 中心静脈カテーテルを要する主要疾患のフィジカルアセスメント<br>4. 中心静脈カテーテルの目的<br>5. 中心静脈カテーテルの適応と禁忌<br>6. 中心静脈カテーテルに伴うリスク（有害事象とその対策等） | 9 | 1. 中心静脈カテーテルの抜去の適応と禁忌<br>2. 中心静脈カテーテルの抜去に伴うリスク（有害事象とその対策等）<br>3. 中心静脈カテーテルの抜去の方法と手技 | 9 | 講義実習※ | 筆記試験各種実習の観察評価 |
| 栄養に係るカテーテル管理（末梢留置型中心静脈注射用カテーテル管理）関連 | 21 | 末梢留置型中心静脈注射用カテーテルの挿入 | 1. 末梢留置型中心静脈注射用カテーテルに関する局所解剖<br>2. 末梢留置型中心静脈注射用カテーテルを要する主要疾患の病態生理<br>3. 末梢留置型中心静脈注射用カテーテルを要する主要疾患のフィジカルアセスメント<br>4. 末梢留置型中心静脈注射用カテーテルの目的<br>5. 末梢留置型中心静脈注射用カテーテルの適応と禁忌<br>6. 末梢留置型中心静脈注射用カテーテルに伴うリスク（有害事象とその対策等） | 9 | 1. 末梢留置型中心静脈注射用カテーテルの挿入の適応と禁忌<br>2. 末梢留置型中心静脈注射用カテーテルの挿入に伴うリスク（有害事象とその対策等）<br>3. 末梢留置型中心静脈注射用カテーテルの挿入の方法と手技 | 12 | 講義実習※ | 筆記試験実技試験（OSCE）各種実習の観察評価 |

表 4. 区分別科目の到達目標（つづき）

| 区分名 | 時間（計） | 特定行為名 | 特定行為区分に含まれる特定行為に共通して学ぶべき事項 | | 特定行為ごとに学ぶべき事項 | | 方法 | 評価方法 |
|---|---|---|---|---|---|---|---|---|
| | | | 内容 | 時間 | 内容 | 時間 | | |
| 創傷管理関連 | 72 | 褥瘡又は慢性創傷の治癒における血流のない壊死組織の除去 | 1. 皮膚、皮下組織（骨を含む）に関する局所解剖<br>2. 主要な基礎疾患の管理<br>3. 全身・局所のフィジカルアセスメント<br>4. 慢性創傷の種類と病態<br>5. 褥瘡の分類、アセスメント・評価<br>6. 治癒のアセスメントとモニタリング（創傷治癒過程、TIME理論等）<br>7. リスクアセスメント<br>8. 褥瘡及び創傷治療と栄養管理<br>9. 褥瘡及び創傷治療と体圧分散<br>10. 褥瘡及び創傷治療と排泄管理<br>11. DESIGN － R に基づいた治療指針<br>12. 褥瘡及び創傷の診療のアルゴリズム<br>13. 感染のアセスメント<br>14. 褥瘡の治癒のステージ別局所療法<br>15. 下肢創傷のアセスメント<br>16. 下肢創傷の病態別治療<br>17. 創部哆開創のアセスメントと治療 | 27 | 1. 褥瘡及び慢性創傷の治療における血流のない壊死組織の除去の目的<br>2. 褥瘡及び慢性創傷の治療における血流のない壊死組織の除去の適応と禁忌<br>3. 褥瘡及び慢性創傷の治療における血流のない壊死組織の除去に伴うリスク（有害事象とその対策等）<br>4. DESING-R に準拠した壊死組織の除去の判断<br>5. 全身状態の評価と除去の適性判断（タンパク量、感染リスク等）<br>6. 壊死組織と健常組織の境界判断<br>7. 褥瘡及び慢性創傷の治療における血流のない壊死組織の除去の方法<br>8. 褥瘡及び慢性創傷の治療における血流のない壊死組織の除去に伴う出血の止血方法 | 30 | 講義<br>実習※ | 筆記試験<br>実技試験（OSCE）<br>各種実習の観察評価 |
| | | 創傷に対する陰圧閉鎖療法 | | | 1. 創傷に対する陰圧閉鎖療法の種類と目的<br>2. 創傷に対する陰圧閉鎖療法の適応と禁忌<br>3. 創傷に対する陰圧閉鎖療法に伴うリスク（有害事象とその対策等）<br>4. 物理的療法の原理<br>5. 創傷に対する陰圧閉鎖療法の方法<br>6. 創傷に対する陰圧閉鎖療法に伴う出血の止血方法 | 15 | | 筆記試験<br>各種実習の観察評価 |
| 創部ドレーン管理関連 | 15 | 創部ドレーンの抜去 | 1. 創部ドレナージに関する局所解剖<br>2. 創部ドレナージを要する主要疾患の病態生理<br>3. 創部ドレナージを要する主要疾患のフィジカルアセスメント<br>4. 創部ドレナージの目的<br>5. 創部ドレナージの適応と禁忌<br>6. 創部ドレナージに伴うリスク（有害事象とその対策等） | 6 | 1. 創部ドレーンの抜去の適応と禁忌<br>2. 創部ドレーンの抜去に伴うリスク（有害事象とその対策）<br>3. 創部ドレーンの抜去の方法と手技 | 9 | 講義<br>実習※ | 筆記試験<br>各種実習の観察評価 |
| 動脈血液ガス分析関連 | 30 | 直接動脈穿刺法による採血 | 1. 動脈穿刺法に関する局所解剖<br>2. 動脈穿刺法に関するフィジカルアセスメント<br>3. 超音波検査による動脈と静脈の見分け方<br>4. 動脈血採取が必要となる検査<br>5. 動脈血液ガス分析が必要となる主要疾患とその病態 | 12 | 1. 直接動脈穿刺法による採血の目的<br>2. 直接動脈穿刺法による採血の適応と禁忌<br>3. 穿刺部位と穿刺に伴うリスク（有害事象とその対策等）<br>4. 患者に適した穿刺部位の選択<br>5. 直接動脈穿刺法による採血の手技 | 9 | 講義<br>実習※ | 筆記試験<br>実技試験（OSCE）<br>各種実習の観察評価 |
| | | 橈骨動脈ラインの確保 | | | 1. 動脈ラインの確保の目的<br>2. 動脈ラインの確保の適応と禁忌<br>3. 穿刺部位と穿刺及び留置に伴うリスク（有害事象とその対策等）<br>4. 患者に適した穿刺及び留置部位の選択<br>5. 橈骨動脈ラインの確保の手技 | 9 | | |

表4. 区分別科目の到達目標（つづき）

| 区分名 | 時間（計） | 特定行為名 | 特定行為区分に含まれる特定行為に共通して学ぶべき事項 内容 | 時間 | 特定行為ごとに学ぶべき事項 内容 | 時間 | 方法 | 評価方法 |
|---|---|---|---|---|---|---|---|---|
| 透析管理関連 | 27 | 急性血液浄化療法における血液透析器又は血液透析濾過機器の操作及び管理 | 1. 血液透析器及び血液透析濾過器のメカニズムと種類、構造<br>2. 血液透析及び血液透析濾過の方法の選択と適応<br>3. 血液透析器及び血液透析濾過器の操作及び管理の方法 | 9 | 1. 急性血液浄化療法に関する局所解剖<br>2. 急性血液浄化療法を要する主要疾患の病態生理<br>3. 急性血液浄化療法を要する主要疾患のフィジカルアセスメント<br>4. 急性血液浄化療法における透析の目的<br>5. 急性血液浄化療法に係る透析の適応と禁忌<br>6. 急性血液浄化療法に伴うリスク（有害事象とその対策等） | 18 | 講義<br>演習<br>実習※ | 筆記試験<br>各種実習の観察評価 |
| 栄養及び水分管理に係る薬剤投与関連 | 36 | 持続点滴中の高カロリー輸液の投与量の調整 | 1. 循環動態に関する局所解剖<br>2. 循環動態に関する主要症候<br>3. 脱水や低栄養状態に関する主要症候<br>4. 輸液療法の目的と種類<br>5. 病態に応じた輸液療法の適応と禁忌<br>6. 輸液時に必要な検査<br>7. 輸液療法の計画 | 12 | 1. 低栄養状態に関する局所解剖<br>2. 低栄養状態の原因と病態生理<br>3. 低栄養状態に関するフィジカルアセスメント<br>4. 低栄養状態に関する検査<br>5. 高カロリー輸液に関する臨床薬理<br>6. 高カロリー輸液の適応と使用方法<br>7. 高カロリー輸液の副作用と評価<br>8. 高カロリー輸液の判断基準（ペーパーシミュレーションを含む）<br>9. 低栄養状態の判断と高カロリー輸液のリスク（有害事象とその対策等）<br>10. 高カロリー輸液に関する栄養学 | 12 | | |
| | | 脱水症状に対する輸液による補正 | | | 1. 脱水症状に関する局所解剖<br>2. 脱水症状の原因と病態生理<br>3. 脱水症状に関するフィジカルアセスメント<br>4. 脱水症状に関する検査<br>5. 脱水症状に対する輸液による補正に必要な輸液の種類と臨床薬理<br>6. 脱水症状に対する輸液による補正の適応と使用方法<br>7. 脱水症状に対する輸液による補正の副作用<br>8. 脱水症状に対する輸液による補正の判断基準（ペーパーシミュレーションを含む）<br>9. 脱水症状の程度の判断と輸液による補正のリスク（有害事象とその対策等） | 12 | 講義<br>演習<br>実習※ | 筆記試験<br>各種実習の観察評価 |

表 4. 区分別科目の到達目標（つづき）

| 区分名 | 時間(計) | 特定行為名 | 特定行為区分に含まれる特定行為に共通して学ぶべき事項 | | 特定行為ごとに学ぶべき事項 | | 方法 | 評価方法 |
|---|---|---|---|---|---|---|---|---|
| | | | 内容 | 時間 | 内容 | 時間 | | |
| 感染に係る薬剤投与関連 | 63 | 感染徴候がある者に対する薬剤の臨時の投与 | 1. 感染症の病態生理<br>2. 感染症の主要症候と主要疾患<br>3. 感染症の診断方法<br>4. 主要感染症の診断方法<br>5. 主要疾患のフィジカルアセスメント | 33 | 1. 抗生剤の種類と臨床薬理<br>2. 各種抗生剤の適応と使用方法<br>3. 各種抗生剤の副作用<br>4. 感染徴候がある者に対し使用するその他の薬剤の種類と臨床薬理<br>5. 感染徴候がある者に対し使用するその他の各種薬剤の適応と使用方法<br>6. 感染徴候がある者に対し使用するその他の各種薬剤の副作用<br>7. 病態に応じた感染徴候がある者に対する薬剤投与の判断基準（ペーパーシミュレーションを含む）<br>8. 感染徴候がある者に対する薬剤投与のリスク（有害事象とその対策等） | 30 | 講義<br>演習<br>実習※ | 筆記試験<br>各種実習の観察評価 |
| 血糖コントロールに係る薬剤投与関連 | 36 | インスリンの投与量の調整 | 1. 糖尿病とインスリン療法に関する局所解剖<br>2. 糖尿病とインスリン療法に関する病態生理<br>3. 糖尿病とインスリン療法に関するフィジカルアセスメント<br>4. インスリン療法の目的<br>5. 糖尿病とインスリン療法に関する検査（インスリン療法の導入基準を含む）<br>6. インスリン製剤の種類と臨床薬理<br>7. 各種インスリン製剤の適応と使用方法<br>8. 各種インスリン製剤の副作用 | 15 | 1. 病態に応じたインスリン製剤の調整の判断基準（ペーパーシミュレーションを含む）<br>2. 病態に応じたインスリンの投与量の調整のリスク（有害事象とその対策等）<br>3. 外来でのインスリン療法と入院の適応<br>4. インスリン療法に関する患者への説明 | 21 | 講義<br>演習<br>実習※ | 筆記試験<br>各種実習の観察評価 |
| 術後疼痛管理関連 | 21 | 硬膜外カテーテルによる鎮痛剤の投与及び投与量の調整 | 1. 硬膜外麻酔に関する局所解剖<br>2. 硬膜外麻酔を要する主要疾患の病態生理<br>3. 硬膜外麻酔を要する主要疾患のフィジカルアセスメント<br>4. 硬膜外麻酔の目的<br>5. 硬膜外麻酔の適応と禁忌<br>6. 硬膜外麻酔に伴うリスク（有害事象とその対策等） | 12 | 1. 硬膜外麻酔薬の選択と投与量<br>2. 硬膜外カテーテルによる鎮痛剤の投与及び投与量の調整の方法 | 9 | 講義<br>演習<br>実習※ | 筆記試験<br>各種実習の観察評価 |

表 4. 区分別科目の到達目標（つづき）

| 区分名 | 時間(計) | 特定行為名 | 特定行為区分に含まれる特定行為に共通して学ぶべき事項 | | 特定行為ごとに学ぶべき事項 | | 方法 | 評価方法 |
|---|---|---|---|---|---|---|---|---|
| | | | 内容 | 時間 | 内容 | 時間 | | |
| 循環動態に係る薬剤投与関連 | 60 | 持続点滴中のカテコラミンの投与量の調整 | 1. 循環動態に関する局所解剖<br>2. 循環動態に関する主要症候<br>3. 循環動態の薬物療法を必要とする主要疾患の病態生理<br>4. 循環動態の薬物療法を必要とする主要疾患のフィジカルアセスメント<br>5. 輸液療法の目的と種類<br>6. 病態に応じた輸液療法の適応と禁忌<br>7. 輸液時に必要な検査<br>8. 輸液療法の計画 | 15 | 1. カテコラミン製剤の種類と臨床薬理<br>2. 各種カテコラミン製剤の適応と使用方法<br>3. 各種カテコラミン製剤の副作用<br>4. 病態に応じたカテコラミンの投与量の調整の判断基準（ペーパーシミュレーションを含む）<br>5. 持続点滴中のカテコラミンの投与量の調整のリスク（有害事象とその対策等） | 9 | 講義<br>演習<br>実習※ | 筆記試験<br>各種実習の観察評価 |
| | | 持続点滴中のナトリウム、カリウム又はクロールの投与量の調整 | | | 1. 持続点滴によるナトリウム、カリウム又はクロールの投与の臨床薬理<br>2. 持続点滴によるナトリウム、カリウム又はクロールの投与の適応と使用方法<br>3. 持続点滴によるナトリウム、カリウム又はクロールの投与の副作用<br>4. 病態に応じた持続点滴によるナトリウム、カリウム又はクロールの投与の調整の判断基準（ペーパーシミュレーションを含む）<br>5. 持続点滴中のナトリウム、カリウム又はクロールの投与量の調整のリスク（有害事象とその対策等） | 9 | | |
| | | 持続点滴中の降圧剤の投与量の調整 | | | 1. 降圧剤の種類と臨床薬理<br>2. 各種降圧剤の適応と使用方法<br>3. 各種降圧剤の副作用<br>4. 病態に応じた降圧剤の投与量の調整の判断基準（ペーパーシミュレーションを含む）<br>5. 持続点滴中の降圧剤の投与量の調整のリスク（有害事象とその対策等） | 9 | | |
| | | 持続点滴中の糖質輸液又は電解質輸液の投与量の調整 | | | 1. 糖質輸液、電解質輸液の種類と臨床薬理<br>2. 各種糖質輸液、電解質輸液の適応と使用方法<br>3. 各種糖質輸液、電解質輸液の副作用<br>4. 病態に応じた糖質輸液、電解質輸液の調整の判断基準（ペーパーシミュレーションを含む）<br>5. 持続点滴中の糖質輸液、電解質輸液の投与量の調整のリスク（有害事象とその対策等） | 9 | | |
| | | 持続点滴中の利尿剤の投与量の調整 | | | 1. 利尿剤の種類と臨床薬理<br>2. 各種利尿剤の適応と使用方法<br>3. 各種利尿剤の副作用<br>4. 病態に応じた利尿剤の調整の判断基準（ペーパーシミュレーションを含む）<br>5. 持続点滴中の利尿剤の投与量の調整のリスク（有害事象とその対策等） | 9 | | |

表 4. 区分別科目の到達目標（つづき）

| 区分名 | 時間（計） | 特定行為名 | 特定行為区分に含まれる特定行為に共通して学ぶべき事項 | | 特定行為ごとに学ぶべき事項 | | 方法 | 評価方法 |
|---|---|---|---|---|---|---|---|---|
| | | | 内容 | 時間 | 内容 | 時間 | | |
| 精神及び神経症状に係る薬剤投与関連 | 57 | 抗けいれん剤の臨時の投与 | 1. 精神・神経系の局所解剖<br>2. 神経学的主要症候<br>3. 精神医学的主要症候<br>4. 主要な神経疾患と病態生理<br>5. 主要な精神疾患と病態生理<br>6. 主要な神経疾患のフィジカルアセスメント<br>7. 主要な精神疾患の面接所見<br>8. 神経学的検査<br>9. 心理・精神機能検査<br>10. 精神・神経系の臨床薬理（副作用、耐性と依存性を含む） | 21 | 1. けいれんの原因・病態生理<br>2. けいれんの症状・診断<br>3. 抗けいれん剤の種類と臨床薬理<br>4. 各種抗けいれん剤の適応と使用方法<br>5. 各種抗けいれん剤の副作用<br>6. 病態に応じた抗けいれん剤の投与の判断基準（ペーパーシミュレーションを含む）<br>7. 抗けいれん剤の投与のリスク（有害事象とその対策等） | 12 | 講義演習実習※ | 筆記試験各種実習の観察評価 |
| | | 抗精神病薬の臨時の投与 | | | 1. 統合失調症の原因・病態生理<br>2. 統合失調症の症状・診断<br>3. 抗精神病薬の種類と臨床薬理<br>4. 各種抗精神病薬の適応と使用方法<br>5. 各種抗精神病薬の副作用<br>6. 病態に応じた抗精神病薬の投与とその判断基準（ペーパーシミュレーションを含む）<br>7. 抗精神病薬の投与のリスク（有害事象とその対策等） | 12 | | |
| | | 抗不安薬の臨時の投与 | | | 1. 不安障害の原因・病態生理<br>2. 不安障害の症状・診断<br>3. 抗不安薬の種類と臨床薬理<br>4. 各種抗不安薬の適応と使用方法<br>5. 各種抗不安薬の副作用<br>6. 病態に応じた抗不安薬の投与の判断基準（ペーパーシミュレーションを含む）<br>7. 抗不安薬の投与のリスク（有害事象とその対策等） | 12 | | |
| 皮膚損傷に係る薬剤投与関連 | 39 | 抗癌剤その他の薬剤が血管外に漏出したときのステロイド薬の局所注射及び投与量の調整 | 1. 抗癌剤の種類と臨床薬理<br>2. 各種抗癌剤の適応と使用方法<br>3. 各種抗癌剤の副作用<br>4. ステロイド剤の種類と臨床薬理<br>5. ステロイド剤の副作用 | 27 | 1. 抗癌剤その他の薬剤が血管外に漏出したときの病態生理<br>2. 抗癌剤その他の薬剤が血管外に漏出したときの症候と診断（ペーパーシミュレーションを含む）<br>3. 抗癌剤その他の薬剤が血管外に漏出したときのステロイド薬の局所注射の適応と使用方法及び投与量の調整 | 12 | 講義演習実習※ | 筆記試験各種実習の観察評価 |

（注）「実習※」は、患者に対する実技を含めること。
厚生労働省「就労型継続支援型の看護師の特定行為研修の実施にあたっての手引き 平成 27 年度改訂版」より引用

2) 実習は、患者に対する実技を含めること。また、患者に対する実技を行う実習の前には、ペーパーシミュレーション、ロールプレイ、模擬患者の活用、シミュレーターの活用等のシミュレーションによる学習を行うこと。

3) 患者に対する実技を行う実習の際には、以下のとおり行うこと。

・医療現場で行う実習（患者に対する実技を行う実習）の前には、必ず実技試験 Objective Structured Clinical Examination（OSCE）及び手技チェックに合格していること。

・実習を行う際は、患者又は家族に対し、「特定行為研修の実習に係る説明・同意書」を用いて十

分な説明を行い、同意を得ること。

- 1 例目は、指導者が行う行為の見学又は手伝い、2 例目からは、指導者の指導監督下で行う。次第に指導監督の程度を軽くしていく（指導者の判断で実施）こと。
- 経験すべき症例数は、行為の難度に応じて 5 例〜 10 例程度とすること。

## 研修方法と留意事項

### 講義

指導者が網羅的に話す内容を聴取する形式の授業。

### 演習

講義で学んだ内容を基礎として、少人数に分かれて指導者のもとで、議論や発表を行う形式の授業。

● 症例検討、カンファレンス、ペーパーシミュレーション、ケーススタディ（事例研究）

### 実習

講義や演習で学んだ内容を基礎として、少人数に分かれて指導者のもとで、主に実技を中心に学ぶ形式の授業。※区分別科目の実習は患者に対しての実技を含める。

● 実習室での実習（模擬体験：学生同士が患者役になるロールプレイや模型・シミュレーターを用いる）
● 医療現場での実習：病棟、外来、患者宅など　※単に現場にいるだけでは、実習時間として算定しない。

- 患者に対して実施する実習は、承諾を得ること
- 1 例目は指導医の医行為を見学または手伝うこと
- 2 例目からは、指導医の指導監督の下で実施し、次第に指導監督の程度を軽くしていく（指導医の判断で実施）
- 経験すべき症例数をスキルの難度に応じて 5 例又は 10 例程度で、指導監督なしで行うことができるまで実施する

## 研修評価

### 評価

講義、実習等を必要な時間数以上受けていることを確認するとともに、当該科目ごとに試験等を実施することにより行うものとする。

● 筆記試験及び構造化された評価表を用いた観察評価については、指定研修機関及び実習施設以外の医師、薬剤師、看護師、その他医療関係者を含む体制で行うことが望ましい。

| 病歴聴取 | 身体診察 | 病状の範囲確認 | 器具の準備 | 診療の補助の実施 | 施行後の観察 | 診察記録記載 | 医師への報告 |
|---|---|---|---|---|---|---|---|
| コミュニケーション | | | | | | | |
| 安全への配慮 | | | | | | | |
| プロフェッショナリズム | | | | | | | |

図 5. 評価表の構造

### 観察評価表　mini-CEX評価表（診察能力評価）

| | | | | | |
|---|---|---|---|---|---|
| 受講者名： | | （ | 区分） | 病院　部署： | |

| 臨床分類： | □循環器系　□呼吸器系　□消化器系　□腎泌尿器系　内分泌・代謝系　□免疫・膠原病系 |
|---|---|
| | □血液・リンパ系　□神経系　□小児科　□産婦人科　□精神系　□運動器系 |
| | □感覚器系　□感染症　□その他（　　　　　　　　） |
| 臨床設定： | □救急外来　□通常外来　□病棟　□予期せぬ救急対応　□その他（　　　　　） |
| 診療の焦点： | □病歴　□診断　□マネジメント　□説明　□総合　□その他（　　　　　） |
| 回数： | □模擬体験　医療現場での実習：□0初めて　□1～4回　□5～9回　□10回以上 |
| 評価者： | □指導医　□看護師指導者　□多職種指導者（職種　　　　　　　　） |

| | mini-CEX (mini clinical evaluation exercise) 評価表 | 基準以下 | | 基準境界 | 基準平均 | 基準以上 | | 評価不能 |
|---|---|---|---|---|---|---|---|---|
| | | 1 | 2 | 3 | 4 | 5 | 6 | |
| 1 | 医療面接技能（病歴聴取） | □ | □ | □ | □ | □ | □ | □ |
| 2 | 身体観察技能 | □ | □ | □ | □ | □ | □ | □ |
| 3 | プロフェショナリズム | □ | □ | □ | □ | □ | □ | □ |
| 4 | 臨床判断の適格性 | □ | □ | □ | □ | □ | □ | □ |
| 5 | カウンセリング能力 | □ | □ | □ | □ | □ | □ | □ |
| 6 | 効率（段取り・手際の良さ・まとめる力） | □ | □ | □ | □ | □ | □ | □ |
| 7 | 総合的臨床能力（4以上を合格） | □ | □ | □ | □ | □ | □ | □ |

| 良かった点 | |
|---|---|
| | 観察評価日時 |
| 改善すべき点 | |
| | 年　　　月　　　日 |
| 研修者と指導者が合意した今後の課題 | 評価者署名 |

JCHO特定行為研修　評価表

図6. 評価表—mini-CEX 評価
厚生労働省「就労型継続支援型の看護師の特定行為研修の実施にあたっての手引き　平成27年度改訂版」を参考に一部改変しJCHO版として使用

- ●実技試験（OSCE：客観的臨床能力試験）については、指定研修機関及び実習施設以外の医師、薬剤師、看護師、その他の医療関係者を含む体制で行うものとする。
  - ・課題を与え、医療面接、身体診察、検査・治療手技など構造化された臨床能力を複数の部屋で、所定の時間内に行わせることで評価する試験

## 特定行為を実践するための思考過程（図8）

　演習、実習で重要なことは「行為を実践するための思考過程」を構築することであり、特定行為を実践するための思考過程を整理する必要がある。ただ行為を実施するではなく、なぜその行為が必要なのかというアセスメントを病態の臨床推論に基づき、患者のアセスメントを重視している。そのアセスメントのプロセスを手順書作成に落とし込んでいる。

## 観察評価表　DOPS評価表（臨床手技評価）

受講者名：　　　　　　　（　　　　　区分）　　　　　病院　部署：

特定行為名：
- □気管カニューレの交換
- □胃ろうカテーテルの交換　□胃ろうボタンの交換　□膀胱ろうカテーテルの交換
- □壊死組織の除去　　□陰圧閉鎖療法
- □創部ドレーンの抜去
- □血液透析器又は血液濾過器の操作及び管理
- □中心静脈カテーテルの抜去
- □ステロイド薬の局所注射及び投与量の調整

特定行為の回数：□実技試験　　**医療現場での実習**　□0初めて　□1〜4回　□5〜9回　□10回以上

評価者：　□指導医　　□看護師指導者　　□多職種指導者（職種　　　　　）

| DOPS (direct observation of procedural skills) 評価表 | | 基準以下 | | 基準境界 | 基準平均 | 基準以上 | | 評価不能 |
|---|---|---|---|---|---|---|---|---|
| | | 1 | 2 | 3 | 4 | 5 | 6 | |
| 1 | 安全な体勢の調整（適応や解剖の理解と技術） | □ | □ | □ | □ | □ | □ | □ |
| 2 | インフォームド・コンセント | □ | □ | □ | □ | □ | □ | □ |
| 3 | 適切な前処置 | □ | □ | □ | □ | □ | □ | □ |
| 4 | 適切な手技前の麻酔や鎮静 | □ | □ | □ | □ | □ | □ | □ |
| 5 | 適切な処置 | □ | □ | □ | □ | □ | □ | □ |
| 6 | 無菌処置（感染予防処置） | □ | □ | □ | □ | □ | □ | □ |
| 7 | 適切なときに支援を求める | □ | □ | □ | □ | □ | □ | □ |
| 8 | 処置後のマネジメント | □ | □ | □ | □ | □ | □ | □ |
| 9 | コミュニケーションスキル | □ | □ | □ | □ | □ | □ | □ |
| 10 | プロフェショナリズム | □ | □ | □ | □ | □ | □ | □ |
| 11 | 総合判定（4以上を合格） | □ | □ | □ | □ | □ | □ | □ |

良かった点

改善すべき点

観察評価日時　　年　　月　　日

研修者と指導者が合意した今後の課題　　評価者署名

JCHO特定行為研修　評価表

図7. 評価表—DOPS 評価表
厚生労働省「就労型継続支援型の看護師の特定行為研修の実施にあたっての手引き 平成27年度改訂版」を参考に一部改変し JCHO 版として使用

## 手順書の作成とは

　特定行為は診療の補助であり、手順書は、医師の指示の一種である。特定行為の実施に関しては、実施までにその患者を医師が診察したうえで指示を出すものである。

　手順書とは、診療行為の内容のひとつひとつの"手順"が記載されたものではなく、医師又は歯科医師が看護師に診療の補助を行わせるためにその指示として作成する文書（又は電磁的記録）であって、特定行為研修省令で示されている事項を含むものである。

　特定行為は、状況によって、実施に必要な判断や技術の難易度は変わる。それらを示したものである。よって、手順書は物品の準備から手技までのマニュアル等も含め、各研修実施病院での作成が求められる。また、

135

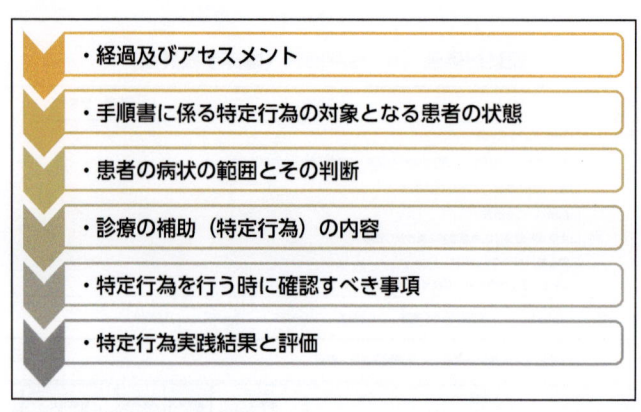

- ・経過及びアセスメント
- ・手順書に係る特定行為の対象となる患者の状態
- ・患者の病状の範囲とその判断
- ・診療の補助（特定行為）の内容
- ・特定行為を行う時に確認すべき事項
- ・特定行為実践結果と評価

図 8. 特定行為実践の思考過程

ある特定行為に関する手順書は、患者の病状によって使い分け、病棟、外来、老健、在宅などと場面によって異なる場合もある。そして何よりも看護師の熟達度に応じたものが必要である。

## 患者の特定

当該手順書に係る特定行為の対象となる患者とは、当該手順書が適用される患者の一般的な状態を指し、実際に手順書を適用する場面では、医師又は歯科医師が患者を具体的に特定した上で、看護師に対して手順書に特定行為を行うよう指示をする必要がある。

医師が患者の診察を行い、「患者の特定」を行うところからがスタートである。患者の特定とは、特定行為を行う上での手順書の対象となる患者の一般的な状態であり、必要条件と考える。

## 病状の範囲

手順書の対象となる患者の全身および局所の状態であり、特定行為を行う上での十分条件と考える。この状態なら、特定行為を実践してもよいという範囲である。看護師の能力に応じて、範囲を拡大してもよい。範囲外とは、病状が不安定で緊急性がある可能性があり、迅速に主治医、担当医、指導医のいずれかに連絡し、指示内容を報告する必要性がある場合のもの。しかし、状況によっては、緊急性があるからこそ、タイミング良く実施することが望ましい場合がある。こういった状況における行為は「臨時応急の手当」として、手順書から外すことが適切である。

## 診療の補助の内容

特定行為の名称そのものである。病院で行う手技の手順（準備から片づけまで）ではない。手順書の補足として作成することが望ましい。

## 確認すべき事項

特定行為開始の実施前、実習中、実施後（直後と少し時間が経ってから）に確認すべき事項である。実施前の確認は、病状の範囲と合致しているのか確認されるものであるので、記載の重複は避け、「実施中」「実施後」に特定行為の効果の有無、合併症の有無などを確認する。

## 連絡体制

　各医療現場で、時間帯による緊急時の対応方法（電話番号等）をあらかじめ決めておく。また、電話を受ける医師間の情報共有、申し送りも重要である。

## 報告方法

　診療録への速やかな記載は不可欠である。それ以外の報告方法とタイミングを決めておく。

### 引用文献

1. 平成 27 年 3 月 17 日　厚生労働省医政局長発出　医政発第 0317 第 1 号
2. 厚生労働省　平成 27 年度　看護職員確保対策特別事業「特定行為に係る手順書作成事業」
3. 平成 28 年 2 月 公益社団法人　全日本病院協会(看護師特定行為研修検討プロジェクト委員会)特定行為に係る手順書例集

································ MEMO ································

看護師特定行為区分別科目研修テキスト

## 透析管理関連

2018年12月20日発行　第1版第1刷Ⓒ
2019年 7 月10日発行　第1版第2刷

| | |
|---|---|
| 制　作 | 一般社団法人地域医療機能推進学会（JCHS） |
| 監　修 | 独立行政法人地域医療機能推進機構（JCHO） |
| 企　画 | 独立行政法人地域医療機能推進機構本部 企画経営部患者サービス推進課 |
| 発行者 | 長谷川 素美 |
| 発行所 | 株式会社メディカ出版 〒532-8588 大阪市淀川区宮原3-4-30 ニッセイ新大阪ビル16F https://www.medica.co.jp/ |
| 編集担当 | 猪俣久人 |
| 編集協力 | 有限会社エイド出版 |
| 装　幀 | 株式会社ウイル・コーポレーション |
| 本文イラスト | 福井典子 |
| 印刷・製本 | 株式会社ウイル・コーポレーション |

ISBN978-4-8404-6585-4　　　　　　　　　　　　　　　Printed and bound in Japan

当社出版物に関する各種お問い合わせ先（受付時間：平日 9：00 ～ 17：00）
●編集内容については、編集局 06-6398-5048
●ご注文・不良品（乱丁・落丁）については、お客様センター 0120-276-591
●付属の CD-ROM、DVD、ダウンロードの動作不具合などについては、デジタル助っ人サービス 0120-276-592